DR. MED. JÖRG PUCHTA
SVENJA PUCHTA

Übergewicht wird heilbar

Das geniale Prinzip hinter der Abnehmspritze und ihre Gefahren

INHALT

Die Übersichtsartikel

VORWORT

Die Welt befindet sich in einer Phase der Transformation. Das betrifft auch die Medizin: Auf der einen Seite finden hier in atemberaubendem Tempo immer faszinierendere medizintechnologische Revolutionen statt. Denken Sie nur an die neuen hormonellen Wirkstoffe aus der Gruppe der Inkretine, die der Adipositas-Medizin ganz neue Möglichkeiten bieten. Derzeit gehören sie wohl zu den »meistgehypten« Medikamenten seit der Entdeckung von Viagra. Gleichzeitig ändert sich gerade das Denken, die Herangehensweise in der Medizin. Peter Attia, ein kanadisch-amerikanischer Arzt, Autor des Bestsellers *Outlive. The Science & Art of Longevity* und Langlebigkeitsspezialist, sagt dazu: »Wir haben die Kapazitätsgrenzen der Medizin 2.0 erreicht, und wenn wir eine lange Lebensdauer anstreben wollen, brauchen wir eine neue Strategie.«[1]

Unsere Lebenserwartung steigt stetig an, doch eine »gewichtige« Krankheit grassiert und arbeitet strikt dagegen: massives Übergewicht, Adipositas. Diese Krankheit rückt immer mehr ins Rampenlicht, wenn wir die lebensverkürzenden Risikofaktoren nüchtern betrachten. Bislang lag der Fokus der Therapien im fortgeschrittenen Alter auf chronisch degenerativen Leiden wie Herz-Kreislauf-Erkrankungen, Alzheimer, Arthrose, Krebs, Typ-2-Diabetes. Doch jetzt zählen auch Entgleisungen des Hormonstoffwechsels und damit Adipositas dazu. Forschung und Wissenschaft machen uns allen bewusst: Bis ins hohe Alter gesund zu bleiben, das ist das Elementarste, was jeder von uns an Lebensqualität erreichen möchte. Dazu braucht es nicht nur enormes Wissen der Ärzte und Experten – es braucht auch *unser* Verstehen, um möglichst viel davon umzusetzen, was uns bis ins hohe Alter schützt. Das erfordert von uns allen ein neues, selbstverantwortliches Denken, eine »neue Strategie«, wie Peter Attia sagt. Einen starken Pfeiler dieser Strategie zeigt Ihnen dieses Buch.

Medizin 2.0 – das war die traditionelle, konventionelle Form der Medizin, die auf den Grundprinzipien der Schulmedizin basiert. Sie konzentriert sich vordergründig auf die Behandlung akuter Krankheiten und auf die Linderung von Symptomen, um Gesundheit wiederherzustellen.

Streng genommen hat Medizin 2.0 ihre Wurzeln im 17. und 18. Jahrhundert und erlebte ihren Durchbruch mit neuen wissenschaftlichen Erkenntnissen im 19. und 20. Jahrhundert. Krankheitserreger wurden entdeckt, dann das Penizillin und Impfungen, dazu völlig neue hygienische Standards. Das 20. und 21. Jahrhundert waren und sind geprägt von einer enormen technischen Perfektionierung hin zu einer Medizin 2.0: großartige Erfolge im Bereich der OP-Techniken, der Pharmakologie, also der Medikamentenkunde, sowie neue, computergestützte statistische Analysemöglichkeiten mit noch nie da gewesenen Erhebungen von Studiendaten und damit des objektiven Erkenntnisgewinns. Medizin 2.0 mit ihrer Hightech-Infrastruktur ist großartig bei der Behandlung von akuten, lebensbedrohlichen Krankheiten – von Polytraumata über akute Herzinfarkte bis hin zu schweren Infektionskrankheiten. Sie ist mithin die beste Reparaturmedizin, welche die Menschheit jemals hatte.

Und so zeigt die Statistik der letzten Jahrzehnte: Immer mehr Menschen leben immer länger – aber leider mit immer mehr Krankheiten in ihren letzten Jahren und Jahrzehnten. Und je besser und damit teurer die Therapien werden für die vielen, vielen alten Menschen mit mehreren Erkrankungen, stoßen Kranken- und Sozialkassen schon jetzt an ihre Grenzen.

Deshalb braucht es neue personalisierte Prophylaxe; und hier dämmert die Medizin 3.0 als Präventionsmedizin für ein gesundes, langes Leben am Horizont auf. Das Ziel: früh beginnen, um chronische Alterskrankheiten zu vermeiden. Das geht von diversen Lifestyle-Maßnahmen über neue genetische Krebsfrüherkennungstechniken (Stichwort »Liquid Biopsy«) bis hin zu medikamentösen Adipositas-Therapien.

Als engagierte Anhängerin solcher neuen Therapieansätze freue ich mich ganz besonders über dieses Buch, das sich dem so wichtigen Thema der Hormone im Zusammenhang mit Adipositas und auch Longevity widmet. Die medizinische Adipositas-Therapie gehört – neben all den wichtigen Lifestyle-, Verhaltens- und Ernährungsmaßnahmen – unter den neuen Longevity- und Präventionsstrategien sicherlich zu den wichtigsten Grundpfeilern für ein gesünderes und längeres Leben.

Vielleicht können wir es sogar irgendwann schaffen, den klugen Grundsatz der Longevity-Medizin »Add life to years and years to life!« für uns alle wahr zu machen, das heißt: im letzten Drittel des Lebens kein Leid, keine Verzweiflung, sondern bis ins hohe Alter selbstbestimmte Schaffenskraft.

Oder mit den Worten Peter Attias: »Medizin 2.0 war darauf ausgerichtet, die chronischen Alterskrankheiten anzugehen, die wahrscheinlich die Ursache für die meisten unserer Todesfälle sein dürften. Medizin 3.0 zielt jedoch darauf ab, diese Krankheiten so lange wie möglich proaktiv zu verhindern und es uns zu ermöglichen, bis ins hohe Alter eine bessere Gesundheit zu bewahren.«[2]

Wie kann das gehen – und wie kann ich mich selbstverantwortlich schützen und stärken? Das erläutert der Topexperte aus der Welt der Hormontherapien Dr. Puchta in Zusammenarbeit mit seiner Tochter wunderbar verständlich in diesem Buch.

Ihre Nina Ruge

EINFÜHRUNG
ÜBERGEWICHT (BE)TRIFFT UNS ALLE

Mythbuster – Facts & Fakes zu den neuen Wundermitteln

Ozempic und Wegovy, die Hormonpräparate der neuesten Generation, revolutionieren das Abnehmen.

Stimmt, pharmakologisch sind die GLP-1-Medikamente tatsächlich der größte Durchbruch seit den Anfängen der Medizin im Kampf gegen Adipositas (GLP-1 steht für *Glucagon-like Peptide 1*). Noch nie hat es ein Medikament gegeben, das in der Lage war, so vielen Menschen gegen eine so schwer beherrschbare Krankheit wie Übergewicht beziehungsweise Adipositas zu helfen.

Bei dieser Medikamentenklasse erwarten uns weitere Revolutionen.

Ja, voraussichtlich ist das so. Bei den neuen, noch in Erprobung befindlichen Adipositas-Medikamenten handelt es sich derzeit um sogenannte Triple-Agonisten (sie wirken auf die Andockstellen der Hormone GLP-1, GIP und Glucagon [GIP steht für *Glucose-dependent Insulinotropic Polypeptide*]), später werden weitere Polyagonisten dazukommen. Sie haben die Wirkung von verschiedenen Hormonen in einem einzigen pharmakologisch zusammengebauten Hormon vereint. Man hat also mit einem Schuss drei verschiedene Kugeln. Diese ultrapotenten Master-Moleküle sind geniale Erfindungen der Pharmakologie. Sie sind noch wirkungsvoller als alles bisher Dagewesene: Einer dieser Triple-Agonisten konnte das Körpergewicht um bis zu 24 Prozent senken. Sowohl Körper- als auch Leberfettanteil sanken, und die Blutzuckereinstellung verbesserte sich.

Alles essen, worauf man Lust hat – mit der Abnehmspritze braucht man nie wieder Kalorien zu zählen und nimmt trotzdem ab.

Jein! Man sollte tatsächlich essen, worauf man Lust hat; denn unter diesen Therapien wird unser Körper besonders sensibel für die »richtigen« Nahrungsmittel. Die Medikamente übernehmen die Kontrolle darüber, wie viel wir davon essen werden, nämlich sehr viel weniger als unter normalen Umständen, und manches werden wir auch gar nicht mehr mögen. Dies ist von Mensch zu Mensch ganz unterschiedlich. Bei vielen entwickelt sich eine Abneigung gegen sehr fettreiche Nahrung, gegen Alkohol, Kaffee und Nikotin. Deshalb findet in der Phase, in der diese Medikamente genommen werden, auch tatsächlich ein Reengineering des Gehirns statt. Diese Medikamente werden aufgrund ihrer Wirkungen im Gehirn sozusagen zu unserem mächtigen Essenscoach. Mit der Therapie findet also automatisch eine Ernährungsumstellung statt, gegen die wir tatsächlich nichts tun können! Unsere Essensgelüste werden einfach kupiert, während unser Sättigungsgefühl und unsere Zufriedenheit nach dem Essen steigen. Sport? Ja, so weit wie möglich, je nach Ausmaß des Übergewichts. Am besten leichter Kraftsport. Erst später mit signifikanter Gewichtsreduktion auch und insbesondere Ausdauersport.

Nach Absetzen der Spritze (dies sollte niemals abrupt erfolgen, sondern in einem angepassten, individuellen Step-down-Protokoll) können die meisten ihr erreichtes Gewicht halten, da sie mithilfe der Therapie ihr Essverhalten – nolens volens – geändert haben. Manche Menschen brauchen danach noch eine kleinere Erhaltungsdosis. In selteneren, sehr schweren Fällen muss die Therapie lebenslang fortgeführt werden. In jedem Fall empfiehlt sich eine kritische Selbstanalyse des eigenen Essverhaltens auf Basis der wichtigsten ernährungswissenschaftlichen Erkenntnisse, über die in diesem Buch immer wieder gesprochen wird.

Ärzte warnen vor erheblichen Nebenwirkungen.
Die Warnungen sind verständlich, aber teilweise übertrieben, denn die meisten Nebenwirkungen treten durch zu hohe Dosierungen beziehungsweise zu schnelle Dosissteigerungen auf. Die häufigsten Nebenwirkungen aus meiner praktischen Erfahrung sind Übelkeit, Verstopfung, Durchfall, Druckgefühl im Bereich des Magens und Darms, Müdigkeit, Reflux und saures Aufstoßen. Das Risiko für Schilddrüsenkrebs wird immer wieder erwähnt, allerdings wird hier meistens nur die halbe Geschichte erzählt; denn dieses Risiko konnte nur im Tierexperiment bei Nagern nachgewiesen werden. Die Sache ist die: Nur Nager, nicht aber Menschen haben im Bereich bestimmter Schilddrüsenzellen Andockstellen, sogenannte Rezeptoren, für das Hormon GLP-1. Dennoch sind wir bei Menschen mit einer medizinischen Vorgeschichte von Schilddrüsenkarzinom vorsichtig und verordnen diese Präparate nicht.

Fördert die Spritze Depressionen und suizidale Absichten?
Es gibt einzelne Verdachtsmeldungen, weshalb der Ausschuss für Risikobewertung im Bereich der Pharmakovigilanz (PRAC) der Europäischen Arzneimittel-Agentur (EMA) prüft, ob GLP-1-Rezeptor-Agonisten zu suizidalen Gedanken und Gedanken an selbstverletzendes Verhalten führen könnten.[3] Ein Kausalzusammenhang muss aber erst noch bewiesen werden. Bei den wenigen Patienten und Patientinnen, die im Rahmen der Studien über suizidale Gedanken berichteten, schien dies eher im Zusammenhang mit den Lebensumständen zu stehen. Allerdings muss eine

Ausnahme erwähnt werden: In den Semaglutid-Studien waren Patienten mit einer entsprechenden suizidalen Vorgeschichte im Vorfeld ausgeschlossen. Dies könnte bedeuten, dass diesbezügliche Risiken bis jetzt unterschätzt wurden. Ärzte sollten ihre Patienten immer auf Depressionen, Suizidgedanken, -verhalten und/oder ungewöhnliche Veränderungen der Stimmung oder des Verhaltens überwachen und die Präparate gegebenenfalls absetzen. Nicht unterschätzen darf man, dass großer Gewichtsverlust wie auch Fasten immer mit extremem körperlichem und psychischem Stress verbunden sind. Durch diese Maßnahmen per se könnten entsprechend veranlagte Menschen bereits vermehrt solche Gedanken entwickeln. Hierzu gibt es aber nicht ausreichend ernst zu nehmende Studien, lediglich auf eine sei verwiesen, bei der ein positiver Zusammenhang zwischen Abnahme des Body-Mass-Index (BMI), also Gewichtsreduktion, und Suizidrate untersucht wurde: Die Studie kam zu dem Schluss, dass eine Gewichtsreduktion ein Jahr vorher mit einer erhöhten Selbstmordrate einherging.[4] In dieser Arbeit litten über 50 Prozent der Patienten unter einer Depression.

Die Abnehmspritze ist sehr kostspielig, nur wenige können sie sich leisten!

Im Moment kann die Monatsdosis von Wegovy mehrere Hundert Euro kosten. Ozempic ist ähnlich teuer. Doch eine neue Generation von Wirkstoffen wird schon in Studien getestet – mit vielversprechenden Ergebnissen. Darunter auch Präparate, die oral zugeführt werden und wesentlich einfacher produziert werden können. Das schlägt sich auch auf den Preis nieder. Fazit: Es besteht gute Aussicht, dass wir in Zukunft deutlich weniger tief in die Tasche greifen müssen für diese Medikamente.

Bei niedrigem BMI (unter 27) wirkt die Abnehmspritze gar nicht effektiv.

Sämtliche große Studien sind bisher an Patienten mit Adipositas und Diabetes, also ab einem BMI von 30, durchgeführt worden. Jeder Arzt, der diese Medikamente verordnet, kann jedoch bestätigen, dass sie auch bei Menschen mit deutlich weniger Übergewicht hocheffizient sind. Wir werden sie sogar zunehmend bei Kindern anwenden müssen, denn die rasant steigende Zahl von adipösen Kindern in Europa bereitet nicht nur Kardiologen große Sorgen. Diese Kinder haben ein deutlich erhöhtes Risiko, im Erwachsenenalter frühzeitig Herz-Kreislauf-Erkrankungen zu entwickeln, und müssen unter präventionsmedizinischen Aspekten unbedingt behandelt werden, denn Herz-Kreislauf-Erkrankungen nehmen ihren Anfang bereits im Teenageralter.

Abnehmwillige nehmen Diabetes-Patienten die dringend benötigten Medikamente weg.

Mit Sicherheit wird niemand diese Medikamente Diabetes-Patienten »direkt wegnehmen«. Auch sind gar nicht alle Diabetiker auf dieses Medikament eingestellt, vor einigen Jahren waren es sogar die wenigsten. In jedem Fall gibt es Mechanismen, dafür zu sorgen, dass die, die das Medikament aus gesundheitlichen Gründen brauchen – dazu gehören selbstverständlich Diabetiker, aber auch Prädiabetiker und Menschen mit schwerem metabolischem Syndrom –, dieses auch bekommen. Es ist beispielsweise seit geraumer Zeit nicht mehr möglich, dieses Medikament in Apotheken ohne eine entsprechende Diabetes-Diagnose auf Rezept zu erhalten. In jedem Fall werden die Produktions- und Lieferkapazitäten permanent ausgebaut. Hinzu kommt, dass es immer mehr verfügbare Präparate gibt und geben wird.

EIN SCHLÜSSELERLEBNIS

Ich habe in den vielen Jahren meines Berufslebens Tausende von Patienten behandelt und bin der altmodischen Meinung, dass ein guter Arzt niemals aufhören sollte, seinen Patienten genau zuzuhören und von ihnen zu lernen. Ich verdanke ihnen alles: das Glück meiner Arbeit, unendlich viele Einsichten und so manche Erfolge. Einer meiner Patientinnen verdanke ich die Eingebung für dieses Buch – und meiner Tochter mit ihrer Begeisterung und ihrem Engagement für eine bessere Welt das dazu erforderliche Durchhaltevermögen.

Die Geschichte meiner Patientin ist eine von vielen, aber sie berührte mich in besonderer Weise. Sie kam Anfang 2022 in meine Sprechstunde, fühlbar niedergedrückt von einer unsäglich langen Leidens- und Frustrationserfahrung. 29 Jahre jung, 170 Zentimeter groß, 130 Kilo schwer, in weiten Hosen und pludriger Bluse, mit traurigem Blick, gedemütigt durch jahrelange Diätniederlagen, müde von wohlmeinenden bis herablassenden Ratschlägen von Beratern, Ernährungscoaches und auch Ärzten. Die Aufzählung ihrer medizinischen Beschwerden durch ihr massives Übergewicht war für sich genommen eine lange, gewichtige Liste: von Gelenkbeschwerden, starken Rückenschmerzen, Kurzatmigkeit und erhöhtem Blutdruck über Asthma, Schlafapnoe, wiederkehrende Hautabszesse bis hin zu einem zunehmenden Verlust des Selbstwertgefühls und in dessen Folge sozialem Rückzug und immer häufiger auftretenden Episoden von Traurigkeit und Frustration.

Ich wollte dieser jungen Frau, die den Großteil ihres Lebens noch vor sich hatte, so gern helfen. Also konzipierte ich für sie den bestmöglichen endokrinologischen Therapieplan: einen Cocktail aus sämtlichen Hormonen, die bei ihr aus dem Lot geraten waren. Nach einem halben Jahr intensiver endokrinologischer Betreuung war es gelungen, die Waage in den zweistelligen Bereich zu bringen. Die Frau, die jetzt vor mir saß, erkannte ich kaum wieder: selbstbewusst, in einem Sommerkleid, strahlend, mit einem leuchtenden Glanz von innen. Sie berichtete mir in vielen schönen Details, wie sie für sich die Leichtigkeit des Seins, so ihre Worte, zurückerobert hatte.

In einem weiteren Jahr erreichten wir ihr Wunsch- und gleichzeitig medizinisches Idealgewicht. Ich erlebte in dieser Zeit die Transformation einer jungen, verzagten und verzweifelten hin zu einer lebensbejahenden, lachenden und aus ihrem tiefsten Inneren wieder strahlenden Frau, die den größten Sieg ihres bisherigen Lebens erfahren hatte: den Zugewinn an Lebensqualität.

Die Behandlung von Adipositas-Patienten ist bereits seit dreißig Jahren fester Bestandteil unseres medizinischen Alltags und von großen therapeutischen Erfolgen geprägt. Und auch wenn hormonelle Therapien bei Adipositas weniger bekannt sind als Veränderungen an Magen und/oder Darm (bariatrische Verfahren), sind sie spätestens seit der Zulassung der sogenannten Abnehmspritzen nicht weniger effizient (gr. *báros* [Gewicht]; *iatrós* [Arzt]).

Nach einem langen Gespräch mit meiner Tochter war uns beiden klar: Diese wunderbare Geschichte ist nicht nur eine Geschichte von vielen, sondern sie ist vor allem ein Lehrstück über die hormonellen Ursachen der Adipositas und über das unglaubliche Potenzial einer präzisen, individualisierten Hormontherapie – und in jedem Fall ein Buch wert, damit möglichst viele Menschen davon profitieren können. Denn Übergewicht ist immer auch eine hormonelle Dysbalance – und damit heilbar! Oder, um mit den Worten von Giles Yeo, Professor für molekulare Neuroenendokrinologie an der Universität Cambridge, zu sprechen: »Übergewicht oder Adpositas sind kein moralisches Versagen. Es ist ein einfaches hormonelles Ungleichgewicht. Ihre Hormone sind nicht an eine Umgebung adaptiert, in der es reichlich Nahrung gibt.«[5] Der menschliche Körper und seine Funktionsweise sind also nicht an unsere modernen Lebenswelten angepasst, in denen jedenfalls in unseren Breitengraden dem weit überwiegenden Teil der Gesellschaft ein permanentes Überangebot von Nahrung zur Verfügung steht und es somit zahlreiche ungesunde Verlockungen gibt.

Wir wollen mit diesem Buch einen kleinen Kompass schaffen. Wir wollen informieren, viele Augen öffnen, für »Aha«-Momente sorgen, so manch einen Irrglauben ausräumen und das Thema »Übergewicht und Adipositas« von ganz verschiedenen und vielleicht auch neuen Seiten betrachten; insbesondere aber wollen wir es in den hormonellen Kontext setzen und von unseren Erfahrungen und Erfolgsgeschichten im täglichen Umgang mit Patienten und Patientinnen berichten.

Dabei ist es uns ganz wichtig, nicht anzuklagen, zu verurteilen und auch nicht zu stigmatisieren; denn Übergewicht ist weiß Gott kein persönliches Versagen! Es handelt sich vielmehr um eine Zivilisationskrankheit, die durch die Summe verschiedener Faktoren entsteht und deren Betroffene ganz häufig von großem Leid geplagt sind. Wie im Verlauf des Buches schnell zu erkennen sein wird, sind gut gemeinte und verallgemeinernde Ratschläge wie »weniger essen, mehr bewegen« am Ende nicht die Lösung des Problems – und die generelle Schuldfrage ist ganz grundsätzlich fehl am Platz.

Wir wollen mit diesem Buch einen spannenden und erkenntnisreichen Ausflug hin zu einem Thema machen, das unsere Gesellschaft, ja sogar die ganze Welt in den kommenden Jahren zunehmend in Atem halten wird. Und so richten wir dieses Buch an alle Menschen, ob dick, ob dünn, ob jung oder alt – denn Übergewicht (be)trifft uns alle!

ÜBERGEWICHT – EIN GLOBALES PROBLEM

Der globale Gesundheitsnotstand durch Covid-19 ist von der Weltgesundheitsorganisation WHO offiziell am 5. Mai 2023 aufgehoben worden. Und während sich die Menschen wieder zahlreich in großen Gruppen treffen, stehen wir vor einer weiteren Herausforderung. Sie kommt schleichend, entwickelt sich über viele Jahre hinweg, und wenn sie erst einmal da ist, bringt sie nicht nur viele weitere Probleme mit sich, sondern wir werden sie auch schlecht wieder los: Adipositas (neulateinisch für »Fettleibigkeit«), ein von vielen ignoriertes Problem mit pandemischen Dimensionen.

Die Menschen werden immer dicker. Das ist hinlänglich bekannt und spätestens seit der Coronapandemie auch medial in den Fokus gerückt. Als »eine der größten Bedrohungen für die öffentliche Gesundheit« bezeichnet Professor Hans Hauner, Vorstandsmitglied der Deutschen Adipositas Gesellschaft (DAG), die Entwicklung der Übergewichtigkeit in Deutschland. Die Zahlen der Betroffenen sind schon in den ersten Jahren des neuen Jahrtausends rasant gestiegen: Rund 60 Prozent der Erwachsenen hierzulande sind übergewichtig, ein Viertel davon sogar adipös, also fettleibig.[6] Auch bei Kindern und Jugendlichen gibt es eine hohe Kennzahl (Prävalenz) für die Häufigkeit von Übergewicht und Adipositas. Und die sogenannte KiGGS-Studie des

Robert Koch-Instituts (RKI) aus dem Jahr 2018 zeigte auf, dass etwa 15 Prozent der Kinder und Jugendlichen in Deutschland übergewichtig und etwa 6 Prozent adipös waren.[7] Diese Zahlen sind, bedingt durch die Coronapandemie, nochmals gestiegen: Im Rahmen der repräsentativen Studie »Gesundheit in Deutschland aktuell« (GEDA) 2021 zeigte sich, dass rund 26 Prozent der befragten Personen während der Pandemie an Gewicht zugenommen hätten; betroffen seien insbesondere jüngere sowie Personen mit einer bereits bestehenden Adipositas.[8]

Wir beobachten einen besorgniserregenden Trend: Denn seit den 1970er-Jahren hat sich das Vorkommen von Adipositas nicht nur in Deutschland, sondern weltweit nahezu verdreifacht.[9] Zwischenzeitlich gibt es sogar deutlich mehr übergewichtige als unterernährte Menschen[10] – »Nie waren die Menschen dicker als heute«, schrieb die *Süddeutsche Zeitung* schon 2016.[11] Sprach man früher noch vom »Wohlstandssyndrom«, ist Übergewicht schon lange kein Symptom einer übersättigten, reichen Gesellschaft mehr. Erstmals im Jahr 1981 wurde der Begriff »metabolisches Syndrom« (MetS) eingeführt.[12]

Betroffen sind nicht nur die Industriestaaten, sondern zunehmend auch Entwicklungs- und Schwellenländer – und während Armut und Unterernährung ein großes und präsentes Problem darstellen, gesellen sich Adipositas und in dessen Folge Diabetes mellitus Typ 2 als ernst zu nehmende Gesundheitsbedrohung dazu (gr. *diabḗtēs* [Harnruhr, eigtl. »die Beine spreizend«]; lat. *mel*, Gen. *mellis* [Honig]).

Carlos Monteiro, Professor für Ernährung und öffentliche Gesundheit an der Universität São Paulo, sieht den Grund dafür in der Verbreitung von industriell gefertigter Nahrung, wie sie auch hierzulande bevorzugt konsumiert wird, und dem Vordringen multinationaler Großkonzerne der Lebensmittelindustrie in die Märkte von Schwellen- und Entwicklungsländern, die ganz gezielt mithilfe groß angelegter Marketingkampagnen sogenanntes »Convenience Food« an die arme Bevölkerung vertreiben. Diese für eine schnelle und unkomplizierte Zubereitung und den erhöhten Verzehr konzipierten Lebensmittel sind in der Regel vorgefertigt oder verarbeitet, wie beispielsweise Tiefkühl- und Fertiggerichte, Dosen- und Konservenprodukte, Fertigsoßen, Instantprodukte und vieles mehr. Sie erfordern nicht nur kaum Zubereitungszeit, sondern sie sind unter anderem auch voll mit Salz, Zucker und Geschmacksverstärkern – den absoluten Dickmachern.

Übergewicht und Adipositas sind eine enorme und schwerwiegende Belastung, nicht nur für die betroffenen Personen selbst, sondern auch für die nationalen Gesundheitssysteme, die Wirtschaft und das soziale Wohlbefinden. Adipositas ist also auch ein Thema von hoher Public-Health-Relevanz, denn sie kostet die Gesellschaft und Volkswirtschaft jährlich Milliarden. Laut Berechnungen der Universität Hamburg belaufen sich die Kosten der Adipositas und der mit ihr assoziierten Folgeerkrankungen auf mehr als 60 Milliarden Euro pro Jahr – was für eine enorme Summe![13] Sie umfasst die direkten Kosten, die indirekten Kosten für das Gesundheitssystem und die intangiblen Kosten (aus einer Erkrankung resultierende Einschränkungen wie Schmerz, Depressionen oder der Verlust an Lebensqualität). Dazu zählen beispielsweise die Behandlung der Erkrankung selbst, die Behandlung von Folgekrankheiten sowie entstehende Kosten durch Produktivitätsausfälle und Arbeitsunfähigkeit.

Insbesondere ist aber das individuelle Leid der Betroffenen hervorzuheben. Die Stigmatisierung von Übergewichtigen beginnt häufig bereits im frühen Kindesalter in der Schule; soziale Medien können diesen Effekt sogar noch verstärken. Häufig zieht sich die Stigmatisierung übergewichtiger Personen bis ins Erwachsenenalter fort. So gibt es zahlreiche Berichte darüber, dass Adipöse häufig Nachteile im Alltag und im Job erfahren. Nicht zuletzt führt die Erkrankung je nach Schweregrad zu massiven körperlichen und gesundheitlichen Einschränkungen.

Amerika, das Land der unbegrenzten Möglichkeiten

Wenn wir Trends beobachten wollen, dann lohnt sich immer auch ein Blick über den eigenen Tellerrand hinaus: Unangefochtener Spitzenreiter im globalen Übergewichtigkeitsranking sind Mexiko, Chile und die USA, die mit etwa 75 Prozent eine der höchsten Übergewichtsraten weltweit haben; fast die Hälfte der Bevölkerung ist adipös.[14] Gesteigert wurden diese Zahlen einer Umfrage der American Psychological Association zufolge nochmals durch die Coronapandemie, in der 10 Prozent der Amerikaner schon nach einem Jahr mehr als 25 Kilogramm zunahmen.[15]

Amerika ist in den letzten hundert Jahren durchgängig Vorreiter für viele gleichermaßen positive wie negative Entwicklungen gewesen, und wir konnten immer wieder beobachten, dass sich Trends aus den USA ähnlich in Europa – häufig etwas zeitversetzt – ausbreiten. Auch in meiner Tätigkeit als Arzt hat mich mein Weg in dreißig Jahren regelmäßig zu medizinischen Kongressen in die USA geführt, und ich habe dort bereits viele Entwicklungen beobachten können, die nun in Deutschland Einzug halten. So verspürte ich bereits vor fünfzehn Jahren in den USA dasselbe Unbehagen angesichts der vielen übergewichtigen Menschen, insbesondere auch der ganz jungen, das mich heute in Deutschland beschleicht.

Amerika mag uns zwar in fast allen Entwicklungen immer einige Schritte voraus sein, und angesichts der extrem Übergewichtigen in den USA könnten wir uns selbstgefällig zurücklehnen nach dem Motto: »So schlimm wie dort ist es bei uns ja noch lange nicht und wird es bei uns auch nicht werden.« An dieser Auffassung habe ich aus ärztlicher Sicht allerdings erhebliche Zweifel, denn ich beobachte, dass wir gerade schnurstracks auf dem Weg dorthin sind. Und deshalb bin ich der Ansicht, dass es sich für uns nicht nur lohnt, sondern sogar extrem wichtig ist, aufmerksam nach Amerika zu schauen, denn dieses große Land ist für uns so etwas wie ein Spiegel unserer Zukunft.

Im Übrigen gibt es in den USA die umfangreichsten und aussagekräftigsten Untersuchungen von aktuellen bis hin zu historischen Bevölkerungsstudien. Nirgendwo anders auf der Welt finden wir so viele Daten, so viele Belege und so viele Erkenntnisse zu ursächlichen Zusammenhängen, die auch für gesellschaftliche Verhältnisse wie die unseren zutreffend und erhellend sind.

EINS
EIN ÜBERBLICK

WIE ÜBERGEWICHT ENTSTEHT

Adipositas ist eine chronische metabolische Erkrankung, bei der es zu einer übermäßigen Vermehrung des Körperfetts kommt. Wann ein Mensch als unter-, normal-, übergewichtig oder adipös bis stark adipös gilt, wird durch die Weltgesundheitsorganisation WHO relativ genau definiert und kann, je nach Richtlinie und Fachrichtung, leichten Anpassungen unterliegen. Die geltende Messgröße ist der weithin bekannte BMI, der das Verhältnis von Körpergewicht zur Körpergröße wie folgt berechnet: Körpermasse in Kilogramm (m) geteilt durch Körpergröße in Meter (l) zum Quadrat oder $BMI = m : l^2$. Die Einteilung folgt dabei einem klaren Stufenschema:

Gewicht und BMI

Kategorie	BMI (kg/m^2)
Untergewicht	< 18,5
Normalgewicht	18,5–24,9
Übergewicht (Präadipositas)	25–29,9
Adipositas Grad I	30–34,9
Adipositas Grad II	35–39,9
Adipositas Grad III	≥ 40

Quelle: Deutsche Adipositas-Gesellschaft

Entwickelt wurde die Formel im Jahr 1832 von dem belgischen Astronomen und Statistiker Adolphe Quetelet (1796–1847). Ursprünglich dienten die dabei entstehenden Zahlen lediglich dem statistischen Vergleich von Populationen. Bedeutung gewann der BMI dann, als US-amerikanische Lebensversicherer auf den Geschmack kamen, diese einfache Einstufung zu benutzen, um Risiken durch Übergewicht in Prämien für Lebensversicherungen mit einem bestimmten Faktor – ebenjenem BMI – einzuberechnen. Seit Anfang der 1980er-Jahre wird der BMI auch von der WHO verwendet.

Berechtigterweise steht der BMI immer wieder in der Kritik, nicht vollumfänglich aussagekräftig zu sein. Als Mediziner berücksichtigen wir deshalb viele weitere Faktoren wie den Taillenumfang, die Verteilung des Körperfetts, den Grad der Muskelmasse und – ganz wichtig – immer auch den individuellen Gesundheitszustand und das Vorhandensein von Begleiterkrankungen einer Person. Kinder sind generell anders als Erwachsene zu betrachten. Der BMI stellt dennoch eine bewährte Orientierungsgröße dar, die auch von jedem individuell für eine persönliche Ersteinschätzung genutzt werden kann.

Das Problem an der Wurzel packen

Wenn wir ein Problem lösen wollen, dann müssen wir es an der Wurzel packen. Das heißt für uns, wollen wir Übergewicht bekämpfen, dann müssen wir genau verstehen, wie es eigentlich entsteht. Deshalb ist die nachfolgende Frage auch für das Gesamtverständnis zur Entstehung und Bekämpfung von Übergewicht ganz wichtig: Warum genau werden wir eigentlich dick?

Wenn es eine einfache und einheitliche Antwort darauf gäbe, könnten wir uns dieses Buch vermutlich sparen. Die Entstehung von Übergewicht ist – wie die meisten Dinge in der Medizin – vielmehr ein äußerst komplexer Prozess zahlreicher beteiligter Faktoren.

Viele dieser Faktoren spielen sich in unserem Gehirn ab. An erster Stelle steht die Tatsache, dass Essen seit Urzeiten ein elementares Grundbedürfnis des (Über-)Lebens ist. Der tief verwurzelte endogene Druck, Nahrung aufzunehmen, ist sozusagen unbeherrschbar. Deshalb liegen die neuronalen Verdrahtungen dazu auch in den tiefsten Schichten unserer grauen Zellen. Das gesamte »System Essen« – vom Gehirn bis zu den einzelnen beteiligten Organen – wird über schnelle, unterbewusste Nervenleitungen (wie beispielsweise auch unseren Herzschlag, unseren Blutdruck, unsere Darmtätigkeit) realisiert. Und hier liegt die einfache Erklärung für das uns allen bekannte Phänomen: Gegen das Essen und Sichüberessen kann man mit Willenskraft allein nur sehr mühsam etwas ausrichten. Denn um uns vor dem quasi ständig drohenden Hungertod zu bewahren, hat sich unser Gehirn etwas ziemlich Schlaues ausgedacht: Die Nahrungsaufnahme versorgt uns mit einer Menge an positiven Gefühlen, die wir in vergleichbarer Form nur von Drogen kennen. In der Konsequenz bedeutet dies für Menschen, die sich in einem Nahrungsumfeld mit Überfluss und hoher Nahrungsdichte befinden, dass sie mit dem eigentlich ganz harmlosen, elementaren Vorgang des Essens im Grunde permanent einem gewaltigen Suchtpotenzial und der Gefahr schneller Abhängigkeit ausgesetzt sind; und Letztere führt zwangsläufig und ausnahmslos ins Übergewicht.

Sind die Pfunde erst einmal aufgebaut, dann setzt der Körper alles daran, sie auch zu halten – und sogar zu mehren. Dem zugrunde liegt wieder einmal die Lernfähigkeit unseres Gehirns, das eine unglaubliche Erinnerungsfähigkeit besitzt: Es speichert all unsere mit dem Essen in Zusammenhang stehenden Gewohnheiten, Genüsse und Gefühle gewissenhaft ab. Gesteuert wird dieser komplexe Prozess von zahlreichen Hormonen, die aus den verschiedensten Organen und Geweben unseres Körpers stammen und mit unserem Gehirn wie ein Computernetzwerk kommunizieren: Versucht man, Gewicht zu verlieren, verändert dies in direkter Folge den Hormonhaushalt. Der Körper wird nun versuchen, das verlorene Gewicht so schnell wie möglich zurückzugewinnen, indem er das Hungergefühl verstärkt. Gleichzeitig wird die Verbrennung der Kalorien gedrosselt: Der Stoffwechsel geht in den Energiesparmodus, um mit höchster Effizienz wieder so viel Fett wie möglich zu speichern.

Dieser Mechanismus ist in unsereren Genen verankert, denn wir sind evolutionär auf höchste metabolische Effizienz programmiert. Mit anderen Worten: Unser Körper versucht immer, das Maximum an Energie aus einem Minimum an Nahrung herauszuholen. Das ist übrigens auch der Grund für den berühmt-berüchtigten Teufelskreis der Diäten und des sogenannten Jo-Jo-Effekts.

Sitzen ist das neue Rauchen

Ein weiterer solcher Circulus vitiosus speist sich aus unserem bequemen Leben mit besagtem Lebensmittel-Überangebot und zunehmend größerer Nahrungsaufnahme bei gleichzeitig immer weniger Muskelaktivität. Es beginnt schon in frühen Jahren: Die Kinder werden bis vor die Schultür gefahren und verbringen mehr Zeit vorm Bildschirm als beim Spiel im Freien. Beim Gang in den dritten Stock nehmen wir nicht die Treppe, sondern den Aufzug. Die meisten körperlichen Aktivitäten im Alltag werden uns abgenommen. Der Begriff *sedentary lifestyle* beschreibt unsere überwiegend sitzende Lebensweise, die von einer generell geringen körperlichen Aktivität geprägt ist und mit großen gesundheitlichen Risiken einhergeht; im Englischen spricht man von der *sitting disease,*[16] womit die gesundheitlichen Auswirkungen dieses Lebensstils gemeint sind. Dazu gehören neben Muskel-

Skelett- auch Herz-Kreislauf-Erkrankungen, Stoffwechselstörungen und – ganz vorn mit dabei –: übermäßige Gewichtszunahme. Es mag zwar etwas polemisch klingen, aber längst hat sich hierzu der Slogan »Sitzen ist das neue Rauchen« in den einschlägigen Medien etabliert.

Die Folgen dieses Bewegungsmangels im Sinne eines systemischen Niedergangs unseres kompletten Muskel- und Bewegungsapparats sind absolut unheilvoll, denn der Mensch ist von seiner Genetik her für Bewegung und Laufen programmiert. Ohne entsprechende Mobilität gehen wir in einen massiven Abbau von Muskeln – auch das Herz ist ein Muskel! –, Sehnen, Gelenken, Knochen und auch unseres Big Masters, des Gehirns. Besonders fatal ist das auch für die Entwicklung unserer Kinder: Bewegungsmangel führt nicht nur zu Auswirkungen auf die körperliche Entwicklung mit einer erheblichen Häufung an verschiedensten Allgemeinerkrankungen (Comorbidities), sondern auch auf die Gehirnentwicklung.[17]

SIND DICKE SELBST SCHULD?

Eine Beobachtung, zu der jeder von uns ein Beispiel aus seinem eigenen Umfeld beisteuern kann, ist das Phänomen, wonach sich das Auftreten von Übergewicht über Generationen hinweg in Familien verfolgen lässt: Sind die Großeltern stark übergewichtig, ist eine hohe Wahrscheinlichkeit gegeben, dass auch deren Kinder und Enkelkinder von Übergewicht betroffen sind, obwohl es für die Regel natürlich die sprichwörtliche Ausnahme gibt. Die Ursachen für dieses familiäre Wiederholungsmuster liegen zu einem gewissen Teil in der Prägung durch das Elternhaus, insbesondere in Hinblick auf Ernährungsgewohnheiten und körperliche Aktivität. Eine wesentlich größere Rolle spielt hier jedoch mit Sicherheit die Genetik.

Die Vererbbarkeit von Übergewicht und Adipositas ist hoch. Der altersweise US-amerikanische Psychologe und Genetiker Robert Plomin, der in Fachkreisen für seine Zwillingsstudien und Verhaltensgenetik bekannt ist, hat 2018 ein bemerkenswertes Buch veröffentlicht: *Blueprint: How DNA Makes Us Who We Are.*[18] In Hinblick auf die Entwicklung von Übergewicht und unsere Gene könnte man diesen Titel abwandeln in »How DNA Makes Us What We Eat«, also: Unsere Genetik bestimmt in starkem Maße, was wir essen, wie viel wir essen und wie wir es wieder verbrennen.

Klassische Erbkrankheiten werden über ein einzelnes Gen vererbt (monogenetische Erkrankungen). Ein solches einzelnes Gen haben vor kurzer Zeit Leipziger Forscher identifizieren können. Bei der Untersuchung von Gewebeproben eines Mädchens mit starkem Übergewicht stellten die Wissenschaftler fest, dass ein bestimmtes Gen mit dem Namen »Agouti-Signalprotein-Gen (ASIP)« in auffallend hohem Maße in Zellen produziert wird, in denen es normalerweise nicht vorkommt.[19]

Der glykämische Index

Für alle kohlenhydrathaltigen Lebensmittel, auch für (alkoholische) Getränke, gibt es einen sogenannten glykämischen Index (GI) oder »Glyx« (gr. glykýs [süß]). Dieser zeigt an, wie stark der Blutzuckerspiegel nach dem Genuss eines Nahrungsmittels ansteigt. Je höher der GI, desto höher sind im Anschluss unsere Insulin- und Blutzuckerspiegel. Auf einen schnellen Zuckeranstieg im Blut folgt nach ein bis zwei Stunden ein rasanter Abfall. Dieser Abfall erzeugt erneuten Heißhunger und setzt somit einen kleinen Teufelskreis in Gang.

Die Wirkung von Traubenzucker dient als Referenzwert (100). Hoch ist ein GI-Wert größer als 70, mittel zwischen 50 und 70 und niedrig kleiner als 50. (Fruchtzucker hat paradoxerweise einen niedrigeren Glyx als Traubenzucker.) Aha, sagte man sich, und teilte die Welt der Kohlenhydrate vereinfacht in »gute« und »böse« ein: »Gut« sind die mit niedrigem, »böse« die mit hohem Glyx, weil letztere den Blutzucker schnell in die Höhe treiben. Der Haken: Der Glyx ignoriert, wie viele Kohlenhydrate in einem Lebensmittel enthalten sind. Gekochte Karotten und Baguette etwa haben beide einen hohen Glyx, nämlich 70. In 100 Gramm Karotten sind aber viel weniger Kohlenhydrate enthalten als in 100 Gramm Stangenweißbrot. Deshalb jagen 100 Gramm Baguette in der Gesamtheit viel mehr Zucker durch unser Blut als dieselbe Menge an Möhren. Präzisere Aussagen ermöglicht die sogenannte glykämische Last, denn sie berechnet auch mit ein, wie viel von einem Lebensmittel gegessen wurde. Dabei hängt alles natürlich auch noch von vielen weiteren, beeinflussenden Faktoren ab, insbesondere der Gesamtzusammensetzung der Nahrung, also was wir noch so alles als Beiwerk verspeisen.

Bei der Adipositas handelt es sich um einen Multi-Gen-Erbgang. Ein solcher basiert auf einer Vielzahl von einzelnen kleinen Gendefekten in unterschiedlichsten individuellen Kombinationen. Bis jetzt sind erst relativ wenige genetische Variationen identifiziert worden, die das Körpergewicht beeinflussen. Das sagt aber überhaupt nichts darüber aus, was wir in Zukunft noch alles erwarten können. Beispielhaft genannt sei hier die Erforschung bestimmter, für das Sättigungsgefühl verantwortlicher Schlüsselhormone und deren Andockstellen im Gehirn, die aufgrund genetischer Defekte nicht richtig oder gar nicht funktionieren.

Lassen Sie uns das kurz anhand des Hormons Insulin erläutern, das in den sogenannten Langerhans-Inseln der Bauchspeicheldrüse gebildet wird und den Blutzuckerspiegel reguliert. Ihm kommt eine ganz wichtige Rolle bei der Entwicklung der Zuckerkrankheit zu. Menschen mit Diabetes können ihren Blutzuckerspiegel nicht mehr richtig justieren, da sie entweder zu wenig Insulin produzieren oder das Insulin seine Wirksamkeit verloren hat, dieses Phänomen nennt man »Insulinresistenz«: Das Insulin widersetzt sich sozusagen dem Befehl, seiner Funktion nachzukommen, es lässt sich einfach nicht mehr ansprechen.

Die Funktion des Hormons Insulin besteht darin, den Treibstoff Glukose aus dem Blut in die Körperzelle, den Motor, zu bekommen. Dazu sind komplizierte biochemische »Geräte« vonnöten, die sogenannten Rezeptoren, oder Andockstellen für Insulin. Wenn wir im Bild des Verbrennungsmotors bleiben, dann wäre der Rezeptor der Vergaser. Gibt es einen Defekt am Vergaser, dann bekommt der Motor keinen Treibstoff mehr; das Benzin alias die Glukose bleibt im Tank beziehungsweise im Blut – und wird, statt von den jeweiligen Zellen verbrannt zu werden, in Fett umgewandelt: Schon marschieren wir ins Übergewicht und später in den Diabetes.

Zur Insulinresistenz sind mittlerweile um die zehn verschiedene Regionen im Erbgut gefunden worden, welche diese fördern. Eine neuere Forschungsarbeit der Charité in Berlin und der Queen Mary University in London hat in genetischen Daten aus 28 Studien mit 55 000 Teilnehmern nach Genvarianten gesucht, welche die Insulinspiegel zwei Stunden nach einem zuckerhaltigen Getränk beeinflussen.[20]

Auch wenn in den letzten Jahren in diesem Bereich der Genetik bereits unheimlich viel passiert ist, steht die Forschung zu dem großen Fragenkomplex Genetik und Übergewicht dennoch am Anfang. Die Zukunft wird in der Identifizierung von DNA-Polymorphismen und ihren Auswirkungen auf den Stoffwechsel liegen. Wir können in rasanter Geschwindigkeit neue Genmarker erwarten, die im Zusammenhang mit der Fettverteilung und dem Essverhalten eines Menschen stehen werden. DNA-Chips oder auch DNA-Microarrays stellen hier eine neue, hocheffiziente genetische Technik dar, die es ermöglicht, automatisiert und ultraschnell Hunderte von Genen auf Sequenzunterschiede hin zu untersuchen.

Die Technik der gezielten Gen-Inaktivierung an Tieren, konditionaler Gen-Knock-out, wird es zukünftig sogar möglich machen herauszufinden, welche Gene welche Proteine und Botenstoffe kodieren und was dies für Auswirkungen auf unsere Fettspeicherung und unseren Stoffwechsel hat. Bei dieser Technik werden ganz bestimmte Gene in bestimmten Geweben gezielt ausgeschaltet, um die Rolle genau dieser Gene im Organismus zu untersuchen. Wir dürfen also mit großer Spannung auf weitere Informationen über genetisch bedingte Stoffwechseldefekte blicken, die es uns ermöglichen werden, Risikoprofile frühzeitig – idealerweise im frühen Kindesalter – zu erstellen, um bereits dann geeignete präventive Gegenmaßnahmen zu entwickeln.

Unser wertvolles medizinisches Basiswissen, in welch hohem Maße unsere Gene, nämlich bis zu 70 Prozent, für unser Gewicht verantwortlich sind, haben uns sogenannte Zwillingsstudien aus den USA in den 1950er-Jahren geliefert.[21] Hier konnte festgestellt werden, dass adoptierte Zwillinge, die getrennt voneinander aufwuchsen, in Bezug auf ihren BMI den biologischen Eltern, nicht aber den Adoptiveltern glichen – eine unheimlich spannende Erkenntnis, dass der Einfluss der Lebenswelten und unserer sozialen Herkunft anscheinend im Vergleich zur Genetik einen wesentlich kleineren Einfluss hat als gemeinhin im Volksmund vermutet. Unsere Familien, die Schulen, die wir besucht haben, und die

Umgebung, in der wir leben, sind wichtig, aber sie haben nicht annähernd so viel Bedeutung wie wir gemeinhin glauben: »Die erstaunliche Schlussfolgerung dieser Forschung lautet, dass wir unseren Eltern und Geschwistern genauso ähnlich wären, selbst wenn wir bei der Geburt getrennt adoptiert und in verschiedenen Familien aufgewachsen wären.«[22]

Diabetes der Frauen mit Bart

Wenn wir auf bestimmte Hormonkonstellationen blicken, die genetisch bedingt sind und mit einer erhöhten Neigung zur Übergewichtigkeit einhergehen, dann fällt uns sofort eine sehr häufige Hormonstörung ein: das Syndrom der polyzystischen Ovarien, kurz PCO-Syndrom. Das bedeutet so viel wie »viele Zysten« und beschreibt das Aussehen der Eierstöcke, die im Vergleich zu »normalen« Eierstöcken eine größere Anzahl an Eibläschen aufweisen. Der Begriff selbst ist etwas unglücklich gewählt, denn Betroffene denken hier meist an große Zysten oder sogar an Tumoren, die jedoch gar nicht vorliegen.

Das PCO-Syndrom ist die bekannteste, am weitesten verbreitete Hormonstörung bei Frauen und wahrlich ein Faszinosum der Evolution. Es kann gekennzeichnet sein durch unregelmäßige oder ausbleibende Regelblutungen, eine starke Neigung zum Übergewicht bis hin zur Fettleibigkeit, Akne, erhöhte Spiegel männlicher Hormone, die zu einer übermäßigen Körperbehaarung führen können, sowie eine Insulinresistenz, die wiederum die Wahrscheinlichkeit für die Entwicklung eines Diabetes mellitus Typ 2 erhöht. Das polyzystische Ovarialsyndrom betrifft 5 bis 12 Prozent aller Frauen.[23]

Erstmalig wurde das PCO-Syndrom im Jahr 1721 von dem Italiener Antonio Vallisneri (1661–1730) bei einer übergewichtigen Frau mit unerfülltem Kinderwunsch beschrieben. Im Jahr 1921 stellte eine französische Internistin den Zusammenhang zwischen erhöhten männlichen Hormonen und einer damit einhergehenden Störung des Kohlenhydratstoffwechsels her, nämlich der Zuckerkrankheit. Sie gab ihr den Namen »Diabète des femmes à barbe« (»Diabetes der Frauen mit Bart«).[24] Schon seit Jahrhunderten sind Medizinern diese Frauen, die einem maskulineren, robusteren Typ entsprechen, bekannt. Im Jahr 1935 wurde das vollständige Krankheitsbild dann zum ersten Mal von Irving Stein und Michael Leventhal im *American Journal of Obstetrics and Gynecology* beschrieben.[25] Eine spanische Studie aus dem Jahr 2006 kommt zu dem Ergebnis, dass die PCOS-Prävalenz von 28,3 Prozent bei übergewichtigen und fettleibigen Frauen in Spanien im Vergleich zur PCOS-Prävalenz von 5,5 Prozent bei schlanken Frauen deutlich erhöht ist.[26] Daher sollten sich übergewichtige oder adipöse Frauen, auf die eines oder mehrere der oben beschriebenen Symptome zutrifft, grundsätzlich endokrinologisch untersuchen lassen, um nach einem PCO-Syndrom zu fahnden.

Mediziner haben also bereits anhand dieser weitverbreiteten und seit Langem bekannten vererbbaren Hormonstörung vermutet, dass Übergewicht wohl in einem hohen Maße mit unserer Genetik zusammenhängt.

Eine andere Art, sich der Vererbbarkeit von Übergewicht medizinisch zu nähern, ist die Untersuchung bestimmter Volksgruppen, meist sogenannter Naturvölker, bei denen auffallend häufig Adipositas und Diabetes auftreten. Eine solche Gruppe sind beispielsweise die Pima im Südwesten der USA und im Norden Mexikos. Durch Studien mit diesen Gruppen ist man auf genetische Zusammenhänge bezüglich der Vererbbarkeit von Stoffwechselkrankheiten aufmerksam geworden.

Neben der Vererbbarkeit von Adipositas und Diabetes bestimmen unsere Gene auch, wie viel Energie unser Körper verbrennt oder eben nicht und in Form von Fett speichert. Außerdem kontrollieren sie, wann wir wieder Hunger verspüren und wie viel oder wie wenig wir uns bewegen.

Unsere Gehirne haben sich evolutionsbiologisch über mehr als 500 Millionen Jahre zu dem faszinierenden informationsverarbeitenden Supercomputer »Lebenserhaltungssystem« entwickelt, das es heute ist.[27] Gegen diese Mechanismen, die im Rahmen einer einzigen Blutverteilung der entscheidenden Hormone im Bruchteil einer Sekunde zum Essensdrang führen und in unseren tiefen Hirnschichten einprogrammiert sind, kann der denkende, von seiner Willenskraft und Intelligenz überzeugte, moderne und verweichlichte Wohlstandsmensch, der wir nun einmal sind, sehr viel weniger ausrichten, als wir meinen.

Zwei Arten des Denkens

Der amerikanische Psychologe und Nobelpreisträger Daniel Kahneman, einer der weltweit einflussreichsten Kognitionspsychologen und Gewinner des National Academy of Sciences Best Book Award 2012, unterscheidet in seinem Buch *Schnelles Denken, langsames Denken* zwischen zwei Arten, in denen das Gehirn denkt. Er bezeichnet sie als »System 1« und »System 2«. »System 1« (unser *fast track*) ist schnell, unbewusst, instinktiv, impulsiv und emotional: unser »Reptilienhirn«. »System 2« (unser *slow track*) ist langsam, intellektuell, bewusst und logisch: unser evolutionsbiologisch sehr viel jüngerer präfrontaler Kortex, unser »Denkhirn«.[28] Im »System 1« wird schnell, mühelos und unbewusst entschieden, ob das Croissant in der Auslage verführerisch aussieht und riecht und gegessen werden muss. Im »System 2« wird langsam und mühsam, rational und bewusst abgewogen, ob – unter Berücksichtigung all der erlernten guten Ernährungsratschläge – die möglichen Auswirkungen auf Gesundheit und Gewicht es wert sind, sich diesen Leckerbissen einzuverleiben. Wir alle wissen: System 1 steht fast immer ganz oben auf dem Siegertreppchen.

Unsere Gene entscheiden natürlich auch über die Struktur unserer Gehirne mit ihren Myriaden von Verschaltungen – und Gehirne von Menschen mit einer Neigung zum Übergewicht sind in bestimmten neuronalen Verschaltungen tatsächlich anders strukturiert als die von solchen, die ein Leben lang schlank bleiben.[29]

Es sei an dieser Stelle jedoch angemerkt, dass selbst eine genetische Neigung zu Übergewicht sich nur in einem Ambiente mit einem Überfluss an Nahrung entwickeln kann. In einem Umfeld mit permanenter Nahrungsknappheit gäbe es praktisch kein Übergewicht. Das Hauptproblem – neben der Vorbestimmung durch unsere Genetik – ist und bleibt unser Nahrungsumfeld mit einer extrem hohen Kaloriendichte aus extrem leicht zugänglichen, allzeit für uns verfügbaren und sehr verführerisch präsentierten Lebensmitteln in Kombination mit einem massiven Mangel an Muskelaktivität. Und das lässt sich in besonderer Weise eindrücklich an sogenannten Migrationsstudien nachweisen. Es handelt sich dabei um Untersuchungen, bei denen man Menschen beobachtet, die aus Ländern kommen, in denen es traditionellerweise kein Übergewicht gibt, und die in Länder mit einem hohen Anteil an Übergewichtigen auswandern.

Ebenso verhält es sich, wenn solche Länder die Essgewohnheiten der sogenannten Industrienationen übernehmen. Ein Artikel aus der *Neuen Züricher Zeitung* zeigt dies auf erschreckende Weise für Mexiko: »Gleiches Essen, gleiche Probleme: Mexiko durchlebt eine Epidemie der Fettleibigkeit, die der in den USA gleicht.«[30]

Solche Phänomene lassen sich sogar innerhalb ein und desselben Landes nachweisen: Inuit im arktischen Kanada und in Grönland, die an ihrem traditionellen Lebensstil mit überwiegend fischreicher Kost festhalten, bleiben schlank, während diejenigen, die den Lebensstil US-amerikanischer Couleur annehmen, genauso übergewichtig werden wie ihre weiter südlich lebenden Nachbarn.

Solche Auswirkungen des evolutionsbiologischen Essensdrangs sind völlig andere als zu Zeiten, in denen unser Essen noch von uns davongelaufen ist und wir im Erfolgsfall wilde, schlanke Tiere erjagt und verspeist haben. Heutzutage hingegen tun wir uns weitestgehend an hochgezüchteten und medikamentös gepushten Kreaturen gütlich, die vor ihrem mechanisierten und meist grausamen Exitus selbst bereits an der Schwelle zum metabolischen Syndrom oder Diabetes standen.

Ein weiteres großes Problem neuerer Zeiten ist die maximale Verfügbarkeit von Zucker und Kohlenhydraten. Diese Stoffe haben das Potenzial, in unseren grauen Zellen typische Muster wie beim klassischen Suchtverhalten auszulösen. Die Kombination aus unserem alten »Reptilienhirn«, dem Stammhirn, und dem neu erworbenen »Suchthirn« geht auch hier eine für uns mitunter fatale Allianz ein. Wenn wir einmal einen gewissen *point of no return* und ein gewisses Alter überschritten haben, scheint es schier unmöglich, diesem Teufelskreis zu entrinnen.

ADIPOSITAS UND FOLGEERKANKUNGEN

Starkes Übergewicht, das mittlerweile selbst als chronische Krankheit anerkannt ist, führt zu weiteren Beeinträchtigungen der Gesundheit. In der Tabelle sind die häufigsten aufgeführt.

Folgeerkrankungen bei Adipositas

Bereiche	Symptome
Herz-Kreislauf-Erkrankungen	Bluthochdruck, Arterienverkalkung, arterielle Verschlusskrankheit, Herzinfarkt, Herzschwäche mit Herzversagen, Schlaganfall
Erkrankungen des Verdauungsapparats	Fettleber, Gallensteine, Gallenblasen-, Pankreasentzündungen, Sodbrennen, Reflux, Speiseröhrenentzündungen
Lunge	Bronchitis, Asthma, Schlafapnoe, Schlafstörungen
Erhöhtes Krebsrisiko	Dickdarm, Nieren, Prostata, Bauchspeicheldrüse, Lunge, Gebärmutter, Eierstöcke und Brust
Orthopädische Erkrankungen	Frühzeitige Arthrose, Wirbelsäulenbeschwerden, Bandscheibenvorfälle, Krümmung der Wirbelsäule (Skoliose), Sarkopenie (Muskelschwund mit Ersatz der Muskelzellen durch Fettgewebszellen), Arthritiden (Gelenksentzündungen) aufgrund der chronischen adipositasbedingten Entzündung und Gewichtsbelastung der Gelenke, sehr häufig Kniegelenksbeschwerden
Stoffwechsel- und Hormonstörungen	Diabetes mellitus, erhöhte Blutfettwerte, Gicht, chronische Entzündungen mit dauerhaft erhöhten Entzündungsproteinen, Autoimmunerkrankungen wie Multiple Sklerose und Diabetes Typ 1
Fertilität und Sexualität	Impotenz bei Männern, Unfruchtbarkeit bei Frauen
Hauterkrankungen	Akne, Abszessbildung, Pilzerkrankungen, Seborrhoe (fettige Haut)

Bereiche	**Symptome**
Psychische Probleme	Geringes Selbstwertgefühl, Depressionen, sozialer Rückzug, verminderte Lebensqualität aufgrund des Gefühls, ausgegrenzt zu sein
Frauen	Ausbleibender Eisprung, vorzeitige Pubertät, Unfruchtbarkeit, erhöhte männliche Hormone, gehäuftes Auftreten des PCO-Syndroms
Männer	Testosteronmangel (hypogonadotroper Hypogonadismus) aufgrund der im Fettgewebe produzierten, weiblichen Hormone (Östradiol, Östron), Erektionsstörungen, Unfruchtbarkeit

Möglicherweise gibt es auch einen Anstieg des Leukämierisikos, denn die Entzündungsreaktionen, die eine Adipositas im Körper anstößt, fördern im Knochenmark die Entwicklung von bestimmten Zellklonen (CHIP: *Clonal Hematopoiesis of Indeterminate Potential),* die Vorstufe einer Leukämie sein können. Wer solche Klone im Blut aufweist, hat ein zehnfach höheres Risiko, an Leukämie zu erkranken. Eine Arbeit aus dem Jahr 2023 zeigt, dass adipöse Menschen – insbesondere auch ganz junge – häufiger eine CHIP entwickeln.[31] Auch entsprechende Effekte auf das gesamte Immunsystem mit einer Schwächung der Immuntoleranz und einer Zunahme von Autoimmunerkrankungen bei Übergewichtigen wurden in neueren Arbeiten beschrieben. Das Fettgewebe produziert große Mengen Tumornekrosefaktor alpha (TNFα), eines der aufgrund seiner Rolle bei Autoimmunerkrankungen und Arthritis ganz heiß gehandelten Entzündungsproteine.[32]

Krebs wird oft als ein unvermeidbares, unausweichliches Schicksal angesehen. Der Präventionsgedanke beim Thema »Krebs« steckt eher noch in den Kinderschuhen, obwohl wir die (epi)genetischen Veränderungen, die zur Entstehung von Karzinomen beitragen, tatsächlich überwiegend erst im Laufe unseres Lebens erwerben. Die meisten Tumorerkrankungen verlaufen vor ihrer Diagnosestellung unglaublich langsam – über viele Jahre, manchmal Jahrzehnte.

Und das ist vielleicht das Gute an der Sache: Die Langsamkeit der potenziellen Erkrankung gibt uns Zeit und Handlungsspielraum, um mittels Prävention und Lebensstil in den Prozess einer möglichen Krebsentstehung einzugreifen. Allein das Instrument der Kalorienrestriktion ist nachweislich bestens geeignet, die eigene Langlebigkeit zu erhöhen. Und nicht nur, dass wir dadurch länger leben, wir bleiben auch länger gesund, da viele degenerative Alterserkrankungen uns vor unserem Tod nicht mehr treffen. Die wichtigste Anti-Aging-Therapie und Maßnahme ist die Gewichtsreduktion, denn sie geht einher mit einer entsprechenden Reduktion an Krebserkrankungen.

Dies lässt sich anhand von vielen Studien direkt und indirekt belegen.[33] So hat sich beispielsweise das Risiko für eine bestimmte Form von erblich bedingtem Brustkrebs mit der Bezeichnung BRCA1, einer sehr seltenen, oft früh im Leben auftretenden Form von Brustkrebs, von 24 Prozent bei vor 1940 Geborenen auf 67 Prozent bei nach 1940 Geborenen erhöht; ein erschreckender Anstieg und eine erstaunliche Erhöhung angesichts der Tatsache, dass sich an der DNA dieses Krebsgens nichts geändert hat.[34] Die Autoren der bereits im Jahr 2003 veröffentlichten Studie, in der mehr als tausend Frauen mit dieser Genmutation untersucht wurden, führen die steigende Erkrankungsrate überwiegend auf Bewegungsmangel und Übergewicht zurück.

Ein Experte im Interview

Prof. Dr. Rüdiger Lange ist Herzchirurg und war von 1999 bis Ende August 2023 Direktor der Klinik für Herz- und Gefäßchirurgie am Deutschen Herzzentrum München (DHM). Er studierte Humanmedizin in Bonn und München und promovierte 1980. Er absolvierte eine Ausbildung zum Herz- und Gefäßchirurgen am DHM und der Chirurgischen Klinik der Technischen Universität München (TUM) sowie eine zweijährige Ausbildung an der Harvard Medical School in Boston. Von 1988 bis 1999 war er an der Klinik für Herzchirurgie der Uniklinik Heidelberg (Habilitation 1993), ab 1995 als kommissarischer Leiter der Herzchirurgie Uniklinik Ulm tätig.

Übergewicht geht mit einem hohen Risiko an Herz-Kreislauf-Erkrankungen einher. Haben Menschen mit Übergewicht auch ein erhöhtes Risiko unter der Operation?
Nein, entgegen der weitverbreiteten Meinung haben Menschen mit Übergewicht kein signifikant höheres Risiko unter der Operation. Früher wurden schwer übergewichtige Personen abgelehnt oder mussten zunächst zwanzig bis dreißig Kilo abnehmen, das ist heute aber kein Thema mehr. Dennoch kann es bei übergewichtigen Patienten zu einem komplizierteren postoperativen Verlauf kommen, der sich in Atemproblemen und Wundheilungsstörungen durch das immense Fettgewebe äußert.

Welchen Einfluss hat das Fettgewebe auf unser Herz?

Das Fettgewebe wurde lange Zeit nur als Energiespeicher angesehen. Das ist so aber nicht korrekt, das Fettgewebe ist ein hochaktives metabolisches und endokrines Organ. Man muss sich das so vorstellen: Bei einer übergewichtigen Person befinden sich enorme Fettmengen im Bauchraum und auch im Brustkorb, aufgelagert auch auf Herz und Brustfell. In diesem Fettgewebe werden Botenstoffe, die sogenannten Adipokine, gebildet. Sie lösen massive Entzündungsreaktionen aus und führen so zur Arteriosklerose und Ablagerungen an den Herzkranzgefäßen, die wiederum zu Herzinfarkt und Schlaganfall führen können. Je mehr Fettmenge vorliegt, desto höher ist auch das Erkrankungsrisiko für Herzinfarkt, Schlaganfall, Bluthochdruck oder Gefäßverschlüssen innerhalb der großen Schlagader (Aorta).

Warum ist es besonders wichtig, dass bestimmte Risikofaktoren rechtzeitig identifiziert werden?

Neben Übergewicht und Diabetes mellitus Typ 1 und 2 ist der übelste Risikofaktor immer noch ganz klar die Genetik! Liegen familiär gehäuft Herzinfarkte vor, so ist es auch nach heutigem Wissensstand schwer, sich davor zu schützen. Hier kommen frühzeitige Vorsorgeuntersuchungen ins Spiel, denn Fettstoffwechselstörungen, Lipoproteinstörungen und Hypercholesterinämie müssen frühzeitig in den Griff bekommen werden, um schwere Verläufe zu verhindern. Es gibt zahlreiche tragische Fälle von ganz jungen Menschen, die aufgrund einer Hypercholesterinämie fortgeschrittene Arteriosklerose haben. Glücklicherweise gibt es wirksame Hemmer dagegen, die schwere Verläufe verhindern können.

Welches Potenzial sehen Sie in der Bestimmung hormoneller Parameter in Bezug auf die Identifikation von Risikofaktoren?

Hier liegt ein riesiges Potenzial! Hormonelle Parameter wie beispielsweise das Leptin können als Biomarker zur Bestimmung des Verfettungsgrades des Körpers genutzt werden. Das ist von hoher Bedeutung und von großem Nutzen, weil wir dadurch viele Patienten identifizieren können, die zur Risikogruppe »viszerale Adipositas« gehören [mehr dazu im anschließenden Abschnitt], aber aufgrund ihres äußeren Erscheinungsbildes nicht auffallen würden. Die Leptinbestimmung im Blut identifiziert diese Patienten eindeutig – und lange bevor der Arzt oder sie selbst es merken.

Was sollte man aus Ihrer Sicht machen, um das Herz fit zu halten und das Risiko für Herz-Kreislauf-Erkrankungen möglichst gering zu halten?

Das sind ganz klar gesunde Ernährung, viel Bewegung, Gewichtskontrolle. Außerdem sollte man sich auf jeden Fall auch ohne Symptome untersuchen lassen! Einen erhöhten Blutdruck nennen wir den *silent killer,* denn er macht in der Regel keine Symptome, ist aber in jedem Fall tödlich. Wenn wir von gesunder Ernährung sprechen, dann empfehle ich die sogenannte Mittelmeerdiät. Hier gibt es eine großartige Studie, die 2022 in der Zeitschrift *Lancet* veröffentlich wurde: Hier teilte man tausend Patienten mit Herzerkrankung in zwei Gruppen ein, die beide die Mittelmeerdiät bekamen.[35] Dabei erhielt eine Gruppe sie mit sehr viel gesundem Fett, die andere Gruppe mit wenig. Jetzt wird es spannend: Die Überlebensrate derer, die viele gesunde Fette aßen, war deutlich besser! Ein toller Hinweis darauf, dass Fette nicht wie häufig vermutet schlecht, sondern durchaus auch protektiv wirken können.

SCHLANK IST NICHT GLEICH SCHLANK: DIE VISZERALE ADIPOSITAS

Das Gewicht auf der Waage stimmt, die Lieblingsjeans passt: ein sicherer Indikator dafür, dass der Körperfettanteil okay ist? Weit gefehlt! Auch optisch schlanke Personen können innerlich vollständig verfettet sein. Man spricht dann von TOFIs. TOFI steht für *thin on the outside – fat on the inside*. Frei und etwas weniger charmant übersetzt bedeutet das: »außen nett, innen fett«. Viszeralfett, ebenso »intraabdominales« oder »Bauchfett« genannt, ist der Fachbegriff für in der freien Bauchhöhle eingelagertes Fett (lat. *viscera* [Eingeweide]; *abdomen* [Bauch, Unterleib]). Man spricht in diesem Zusammenhang auch von »Stammfettsucht«. Dieses sogenannte Bauchfett sammelt sich im Bereich der inneren Organe an, indem es immer weiter in sie hinein- und um diese herumwächst.

Besonders ausgeprägt ist dieses Wachstum im Bereich des Darms und der Leber. Man nennt diese dann bezeichnenderweise »Fettleber«. Auch im Bereich des Darms lagert es sich massiv ein, und zwar in den Darm-Anhangsgebilden, den sogenannten Appendices epiploicae. Eine kleine und unsichtbare Menge davon haben auch schlanke Menschen; es dient dem Körper als Energiereserve bei Nahrungsmangel. Ab einer gewissen Übermenge führt es dann aber zu einer Vergrößerung des Bauchvolumens. Man muss sich die Entstehung dieses Übergewichts wie das Wachstum eines Baums vorstellen. Der innerste, größte Ring ist gewissermaßen unsere kleine, natürliche Menge an Bauchfett. Wenn diese Menge einen kritischen Punkt überschritten hat, dann verläuft unser Leben sozusagen in weiterwachsenden Ringen – Rainer Maria Rilke möge uns diese Allegorie verzeihen.

Als Maß für Bauchfett eignet sich logischerweise am besten der Bauchumfang. Gemessen wird er zwischen der Oberkante des Beckenkamms und der Unterseite des Rippenbogens mit einem Maßband. Nach der IDF (International Diabetes Federation) liegt bei Frauen eine viszerale Adipositas bei einem Taillenumfang von mehr als 80 Zentimetern und bei Männern von mehr als 94 Zentimetern vor. Bei Frauen und Männern besteht ab einem solchen Bauchumfang ein deutlich erhöhtes Risiko für Herz-Kreislauf-Erkrankungen wie Herzinfarkt und Schlaganfall, Alzheimer sowie für Diabetes. Ab einem Bauchumfang von 88 Zentimetern bei Frauen und 102 Zentimetern bei Männern geht man von einer sehr starken Risikoerhöhung aus.

Von Äpfeln und Birnen

Man spricht beim viszeralen Fettverteilungsmuster auch vom Apfeltyp, während der Birnentyp das Fett mehr im Bereich der Hüften ansammelt. Männer haben im Durchschnitt die doppelte Menge an Bauchfett, tendieren mehr zum Apfeltyp, während man bei Frauen häufiger den Birnentyp sieht, allerdings schließt er keineswegs das Vorhandensein von Bauchfett aus! Dem Bauchumfang als Maß für das Bauchfett wird eine bessere Vorhersagekraft für ein eventuelles Erkrankungsrisiko zugeschrieben als dem Body-Mass-Index und dem Taille-Hüfte-Quotienten.

Viele Erkrankungen, die mit Übergewicht in Verbindung stehen, treten nochmals häufiger auf, wenn besonders viel Bauchfett vorliegt. Das sind Krankheiten wie Herzinfarkt, Bluthochdruck, Schlaganfall, Arteriosklerose, erhöhte Blutfettwerte, Diabetes, PCO-Syndrom, Thrombose, Krebs, Asthma und Alzheimer. Einige Studien gehen von einem bis zu zehnfach erhöhten Alzheimerrisiko aus! Eine 2023 veröffentlichte Studie in dem renommierten Fachjournal *The Lancet* wies nach, dass ein hoher Anteil an Bauchfett mit einer deutlichen Reduktion der geistigen Performance und Gedächtnisleistung – in der Studie handelte es sich um eine asiatische Population – einherging.[36] Eine andere Arbeit konnte bestätigen, dass es in Zusammenhang mit Adipositas zu einem Schrumpfen der grauen Hirnmasse kommt, die der bei der Alzheimer-Erkrankung ähnelt.[37]

Diese erhöhten Risiken stehen in Zusammenhang mit den Adipokinen, über die wir noch sprechen werden. Bauchfett ist in hohem Maße hormonaktiv und überschwemmt – wenn im Übermaß vorhanden – den Körper quasi permanent mit vielen Boten-, Entzündungsstoffen und Fettsäuren, die sich ungünstig auf unsere Blutgefäße und Organsysteme auswirken. Die vielen aus unserem Bauchfett in unser Blutgefäßsystem gelangenden Fettsäuren landen direkt in der Chemiefabrik unseres Körpers und führen dort zu einer Verfettung. Man spricht in diesem Zusammenhang auch von Lipotoxizität (gr. *lípos* [Fett]; gr. *toxikón* [Pfeilgift]).

Erst in den 1980er-Jahren begann die Medizin, dieses Problem zu erkennen. Zum damaligen Zeitpunkt entstanden Techniken wie die Computer- und die Magnetresonanztomografie, mit denen es möglich wurde, die Fettmassen im Bauch apparativ darzustellen. Bis dato hatte man sich um das hochkomplexe endokrine Fettgewebe überhaupt nicht gekümmert, man betrachtete es lediglich als eine neutrale Speichermasse aufgrund zu großer Nahrungsaufnahme. Über zehn Jahre später, erst 1995, entdeckte man – bei Mäusen – das entscheidende Hormon, das Adiponektin Leptin, durch dessen Bestimmung anhand einer Blutprobe man auch verstecktestes Bauchfett messen kann. Wir nutzen die Leptinmessung mittlerweile nicht nur für die Ermittlung von Bauchfett, sondern auch als empfindlichen Blutmarker für die

Kontrolle des Erfolgs bei der Gewichtsreduktion sowie für das potenzielle Rückfallrisiko.

Süße Früchtchen und Eisberge

Eine Arbeit, die sich mit den Auswirkungen von erhöhtem Fruchtzucker-(Fruktose-)Konsum auf frühkindliche Fettzellen beschäftigt hat, wirft in diesem Zusammenhang ein sehr denkwürdiges Licht auf diesen natürlichen Süßstoff (lat. *fructus* [Ertrag, Frucht]). Sie kommt nämlich zu dem Ergebnis, dass Fruktose unreife, noch in der Entstehung befindliche menschliche Fettzellen fetter macht und ihre Sensibilität für Insulin reduziert.[38] Außerdem kommt es unter dem Einfluss von Fruktose zu einer deutlichen Zunahme an Bauchfett. Die Forschenden entnahmen Proben von 32 gesunden, normalgewichtigen Kindern sowohl im Bereich des Unterhautfettgewebes als auch im Bereich des viszeralen Fetts, um sogenannte Fettvorläuferzellen (Präadipozyten) zu gewinnen. Diese Vorläuferzellen haben das Potenzial, sich in reife, fettspeichernde Fettzellen weiterzuentwickeln. Die Wissenschftler bebrüteten diese Zellen für vierzehn Tage mit unterschiedlichen Zuckerlösungen: entweder normalprozentiger Glukose, hochprozentiger Glukose oder hochprozentiger Fruktose (auch das Wort »Glukose« geht zurück auf das griechische *glykýs* [süß]). Zur großen Überraschung der Forschenden zeigte sich, dass Fruktose andere Auswirkungen hatte als Glukose. Unter dem Einfluss von Ersterer entstanden mehr reife Fettzellen, aber nur im Bereich des Bauchfetts. Beide Typen von Fettzellen – sowohl die des Unterhautfettgewebes als auch die des Bauchfetts – zeigten unter dem Einfluss von Fruktose eine reduzierte Fähigkeit, Glukose aufzunehmen und zu verstoffwechseln, was direkt zu einer vermehrten Fetteinlagerung führt. Diese reduzierte Fähigkeit des

Hormons Insulin, Blutzucker zu verstoffwechseln und in die Zellen zu transportieren (Insulinresistenz) ist ein Charakteristikum eines metabolischen Syndroms und von Typ-2-Diabetes. In einer eindrucksvollen Forschungsarbeit reduzierte man für lediglich neun Tage den Fruchtzuckerkonsum von Kindern, woraufhin es bereits nach dieser kurzen Zeitspanne zu einer Reduktion der Leberverfettung kam.[39] Große Studien haben gezeigt, dass der Konsum von hochverarbeiteten Lebensmitteln zu einer deutlichen Zunahme von Bauchfett und natürlich auch allgemeinem Körperfett führt.[40] Den umgekehrten Effekt wiederum haben ein vermehrter Konsum von Fisch und Omega-3-Fettsäuren: Hierunter kommt es zu einer deutlich geringeren Bildung von Bauchfett; und auch der Anteil an hochwertigem Eiweiß im Allgemeinen hat einen positiven Effekt auf unser Bauchfett.

Es ist übrigens eine weitverbreitete, aber falsche Vorstellung, dass durch spezielle Übungen *(spot exercise)*, welche die Bauchmuskeln stimulieren, das Bauchfett reduziert werden kann. Auch werden immer wieder bestimmte Nahrungsergänzungsmittel zur Reduzierung des Bauchfetts ins Gespräch gebracht. Die einzigen valablen Daten hierzu betreffen EGCG (Epigallocatechingallat), den oft zitierten Stoff mit dem zungenbrecherischen Namen aus grünem Tee. In verschiedenen Metaanalysen fand man heraus, dass die Einnahme von 100 bis 500 Milligramm EGCG täglich das Bauchfett um bis zu 0,5 Kilo pro Monat reduzieren konnte.[41] Allerdings sind ähnliche Effekte auch durch kontinuierlichen Konsum von grünem Tee zu erzielen.[42] Den wachsenden Ringen ist ansonsten nur durch eine effiziente gewichtsreduzierende Therapie erfolgreich zu Leibe zu rücken.

Das überflüssige Fettgewebe muss man sich wie einen Eisberg vorstellen. Der größte Teil ist unter der Wasseroberfläche, nämlich das besagte Viszeralfett. Erfolgreich abschmelzen kann man den Eisberg nur in seiner Gesamtheit. Wenn man ihn loswerden möchte, muss man auch an sein Innerstes respektive Unterstes heran.

ALTERN MACHT DICK

Auch wenn es provozierend klingt, so ist es doch wahr: Altern macht dick. Vor allem Frauen wissen um diesen Zusammenhang, denn mit Beginn der Wechseljahre beklagen fast alle eine mehr oder weniger ausgeprägte Zunahme an Bauchfett. Aber Achtung, liebe Männer: Auch euch trifft dieses Phänomen, nur etwas langsamer und schleichender.

Durch den Alterungsprozess selbst und durch den Verlust an anabolen, also aufbauenden Hormonen kommt es zu einer deutlichen Abnahme der Muskelmasse (gr. *aná* [auf]; *bállein* [werfen]). Die Muskeln sind bekanntlich das größte Organ der Fettverbrennung. Im angelsächsischen Sprachraum hat man sogar einen speziellen Begriff für diese Form der Übergewichtigkeit *(obesity)*, man nennt die aus dem Muskelschwund resultierende Zunahme der Fettmasse *sarcopenic obesity* (gr. *sárx*, Gen. *sarkós* [Fleisch]; gr. *penía* [Mangel, Not]). Paradoxerweise geht dies häufig mit einem Minus auf der Waage einher, da Fett deutlich leichter ist als Muskeln.

Unsere durchschnittliche Lebenserwartung ist in den letzten gut hundert Jahren sprunghaft angestiegen. Um 1900 betrug sie noch nicht einmal fünfzig Jahre. Mittlerweile bewegen wir uns auf eine Lebenserwartung von neunzig zu. Nach den aktuellsten Ergebnissen des Statistischen Bundesamtes beträgt die durchschnittlichen Lebenserwartung in Deutschland für neugeborene

Mädchen 83,2 Jahre und für neugeborene Jungen 78,3 Jahre[43] – die Zahl an Jahren, die wir alle mit immer weiter abfallenden Hormonspiegeln und teilweise ausgeprägtem Hormonmangel werden leben müssen, wird also immer länger. Eine Maßnahme, um dem entgegenzuwirken, ist die natürliche Hormonersatztherapie (*hormone replacement therapy* [HRT]), die solche Defizite mit bioidentischen Hormonen ausgleicht.

Hormone gehen in den Ruhestand

Aber welche Hormone sind es, die mit dem Älterwerden Probleme machen? Natürlich unterliegen sämtliche Hormone einem gewissen Altersverschleiß, aber die wichtigsten, die hier zu nennen wären, sind das Wachstumshormon, die Östrogene, das Testosteron, das Dehydroepiandrosteron, abgekürzt DHEA, und die Schilddrüsenhormone. Früher war es schwierig, diesen Hormonmangel auszugleichen. Seit der von der Öffentlichkeit überwiegend nicht bemerkten Revolution der Endokrinologie durch die Entdeckung und Anwendung der bioidentischen Hormone hat sich die vormals unbefriedigende Situation sehr zum Positiven verändert: Die Medizin ist mittlerweile in der Lage, alle diese Hormone – nach Messung der individuellen Blutspiegel – in exakt benötigter Dosierung als naturidentische Hormone dem Körper zu verabreichen und somit diese altersbedingten Mangelzustände auszugleichen. Manche, auch Ärzte, sehen den Einsatz bioidentischer Hormone skeptisch. Wenn die Dosierung sich an die individuellen Bedürfnisse anpasst und akribisch erfolgt, kann man von ihrem Einsatz jedoch auch beachtliche Effekte auf das Körpergewicht und nur ganz wenige bis gar keine Nebenwirkungen erwarten. Für eine Therapie mit ihnen sind allerdings ein diagnostizierter Hormonmagel und eine dichte ärztliche Begleitung obligatorisch.

Aber gehen wir doch gleich einmal in die Details, und fangen wir bei den Schilddrüsenhormonen an, von denen jeder weiß, dass sie irgendwas auch mit dem Gewicht zu tun haben. Schilddrüsenhormone, die für unseren energetischen Grundumsatz verantwortlich sind, also dafür, wie viel unser Körper einfach so an Kalorien verbrennt, ohne dass wir etwas dafür tun müssen, gehen ebenfalls in Altersteilzeit. Man kann das Ganze vergleichen mit der Heizung eines Hauses: Je älter wir werden, umso mehr wird die Grundtemperatur der Zentralheizung auf unangenehme 16 bis 18 Grad runtergefahren. Wir Endokrinologen sprechen in dem Zusammenhang von einer Altershypothyreose, also von einer altersbedingten Unterfunktion der Schilddrüse (gr. *hypó* [unter]; *thyreós* [großer Schild, Türstein]).

Die frustrierende Folge dieser Hormonstörung ist so gut wie immer eine schleichende Gewichtszunahme. Das addiert sich zu dem Phänomen, dass wir mit zunehmendem Alter ohnehin weniger Kalorien verbrennen, denn in unseren späten Jahren sinkt der Grundumsatz, da Stoffwechselvorgänge langsamer ablaufen und die Muskelmasse abnimmt. Da meist auch die körperliche Aktivität nachlässt, nimmt der Leistungsumsatz ebenfalls ab. Ab dem sechzigsten Lebensjahr sinkt der Energieverbrauch eines Menschen jährlich um 0,7 bis 1 Prozent.[44] Es wird vermutet, dass der Anteil an nicht erkannten Altershypothyreosen bei 30 Prozent und höher liegt. Eine große Zahl an nicht behandelten Hormonstörungen, die sich kurieren ließen, indem man durch die Gabe natürlicher Schilddrüsenhormone die »Temperatur des Hauses« wieder auf 21 bis 22 Grad hochdreht.

Ein hochinteressanter Zusammenhang besteht zwischen der Menge an braunem Fettgewebe eines Menschen und einer besonderen Form des Schilddrüsenhormons, nämlich des aktiven

Schilddrüsenhormons fT3. Das braune Fettgewebe verbrennt aktiv Kalorien, um Wärme zu erzeugen und vor Kälte zu schützen.[45] Das aktive Schilddrüsenhormon fT3 besitzt die Fähigkeit, die Bildung von braunem Fettgewebe zu fördern – ein Zusammenhang, über den die Wissenschaft bisher fast nichts wusste. In einer Arbeit an Mäusen konnte gezeigt werden, dass die Gabe des aktiven Schilddrüsenhormons fT3 zu einer Zunahme des braunen Fettgewebes führt[46] – ein Umstand, den wir uns bei der Adipositas-Therapie wann immer möglich zunutze machen sollten!

Sprechen wir ein wenig über *das* weiblich Hormon, das Östradiol. Es hat ähnliche zellaufbauende (anabole) Effekte wie beim Mann das Testosteron. Mit dem Verlust dieses herausragend wichtigen weiblichen Hormons durch die Menopause kommt es bei der Frau zu einem beachtlichen Niedergang und Schwund bestimmter Zell- und Organsysteme (gr. *mḗn,* Gen. *menós* [Monat]; lat. *pausa* [Ende, Innehalten]). Als weithin bekannt kann hierbei der sogenannte Knochenschwund gelten, die Osteoporose (gr. *ostéon* [Knochen]; *póros* [Durchgang, Öffnung, Pore]). Allerdings mangelt es Nichtmedizinern weitgehend an Wissen über den Effekt der Östrogene auf das Innere des Knochens, das Knochenmark, wo sich die Stamm- und viele Immunzellen befinden. Diese sind für uns lebenswichtig, stellen sie doch die permanente Runderneuerung sämtlicher unserer Zellen sicher. Ohne sie würden diese innerhalb von kürzester Zeit den Alterstod sterben. Stammzellen schwärmen gewissermaßen an ihre jeweiligen Einsatzorte wie beispielsweise Muskeln, Herz, Haut oder Gehirn aus und verwandeln sich dort in neue Zellen – all dies auch unter dem Einfluss der Östrogene. Wenn eine gewisse Mindestmenge an Östrogenen dem Körper zur Verfügung steht, kann die Reparatur aller Gewebe deutlich besser und effizienter erfolgen. Deshalb wirken Östrogene beispielsweise nicht nur der nach der Menopause einsetzenden Schrumpfung der weiblichen Scheide entgegen, sondern auch bestimmten Schrumpfungsprozessen im Bereich der Nervenzellen, also im Gehirn. Dies nur als plakaktives Beispiel dafür, wie weitreichend und faszinierend die Effekte der Östrogene sind.

Und auch bei den Muskeln kommt es durch den Östrogenmangel zu einem erheblichen Schwund. Wichtige Muskelmasse wird ersetzt durch Fettgewebsmasse, was wiederum zu einer reduzierten Fettverbrennung und schließlich zur Zunahme an Fettgewebe führt; denn die Muskeln sind wie gesagt das größte und wichtigste Organ der Fettverbrennung.

Ein verminderter Östrogenspiegel in den Wechseljahren ist mit einem erhöhten Risiko für Adipositas, Fettstoffwechselstörungen und Bluthochdruck assoziiert.[47] Im Jahr 2018 erklärten die European Society of Cardiology und die European Society of Hypertension, dass die Anwendung einer Hormonersatztherapie zur Senkung des Risikos für kardiovaskuläre Erkrankungen und Diabetes bei gesunden Frauen in den Wechseljahren sinnvoll ist. Die klinischen Leitlinien der European Menopause and Andropause Society unterstützen auch die rechtzeitige Einleitung einer HRT zur Verzögerung von Diabetes bei gesunden, postmenopausalen Frauen. Ein Review aus dem Jahr 2017 zeigte, dass Frauen, die eine solche Hormonersatztherapie erhielten, nach der Menopause ein geringeres Risiko für viszerale Adipositas aufwiesen als Frauen, die keine solche Therapie erhielten.[48]

Eine schleichende Kastration

Während bei Frauen bereits früher in der Geschichte der medizinischen Wissenschaft der Zusammenhang zwischen den weiblichen Hormonen und den vielfältigen Wechseljahressymptomen hergestellt wurde – schriftliche, übermittelte Bezüge gibt es seit Aristoteles aus der Zeit der Antike[49] –, findet man entsprechende Beschreibungen für die Andropause erst im 20. Jahrhundert (gr. *andrós* [Mann]). Im Jahr 1944 beschrieben Gordon Myers und Carl G. Heller den Zusammenhang zwischen niedrigen Testosteronspiegeln und einer allgemeinen Verschlechterung der Vitalität und Sexualität sowie der Gewichtszunahme aufgrund des einsetzenden Muskelschwunds.[50] Ein Phänomen, das viele – insbesondere Menschen mit Haustieren – aus dem Tierreich kennen: So neigen beispielsweise sowohl Katzen als auch Kater nach der Sterilisation beziehungsweise Kastration (das ist nichts anderes als eine operative Menopause) zu Übergewicht. Dieser Zustand wird mittlerweile auch als *male menopause* bezeichnet, die »Menopause des Mannes«. Es gibt viele Arbeiten, die sich dem altersabhängigen Abfall des Testosteronspiegels und den damit einhergehenden Symptomen widmen.

Während die Menopause mit dem Ausbleiben der Regelblutung für die Frau offensichtlich wird, fehlt ein solches Kardinalereignis beim Mann. Der Prozess der Andropause und deren hormonelle Veränderungen verlaufen deutlich langsamer – quasi schleichend – und werden daher weniger gut erkannt und tatsächlich auch weniger beachtet. Frauen würden mit solchen Symptomen viel früher zum Arzt gehen als Männer! Hinzu kommt, dass sich viele Männer durch ebenden schleichenden Verlauf an den Zustand gewöhnen und ihn als »normal« betrachten. In jedem Fall führt dieser Alterungsprozess neben vielen weiteren Symptomen zu einer erheblichen Abnahme der Muskel- und Zunahme der Fettmasse.

Lassen Sie uns noch ein klein wenig über ein kompliziert klingendes, aber hochinteressantes Hormon sprechen, das auch einem erheblichen Altersausfall unterliegt: Dehydroepiandrosteron (DHEA). Es ist ein Steroidhormon, also ein Sexualhormon, und wird überwiegend in der Nebennierenrinde gebildet, einer kleinen Hormondrüse, die auf beiden Nieren sitzt. Von allen Steroidhormonen des Menschen zeigt DHEA den stärksten Altersabfall. Es kann im hohen Alter bis auf 10 Prozent und weniger der Konzentration eines jungen Menschen abfallen und wurde daher mit einer Vielzahl von Alterungsprozessen kausal in Zusammenhang gebracht. DHEA wird im Körper in weitere aktive Hormone umgewandelt, beispielsweise Östradiol und Testosteron.

Der Wissenschaftler Adolf Butenandt (1903–1995) isolierte das Hormon aus dem menschlichen Urin. Im Jahr 1939 erhielt er für seine Arbeiten über Sexualhormone den Nobelpreis für Chemie. Bereits ein Vierteljahrhundert später vermutete man, dass DHEA ein wichtiger Faktor im Entwicklungs- und Alterungsprozess des menschlichen Körpers sein könnte, denn der DHEA-Spiegel steigt vor der Pubertät an, erreicht seinen Höhepunkt mit circa 25 Jahren und nimmt danach kontinuierlich ab. In den 1970er- und 1980er-Jahren konnte man – zunächst bei einigen Tieren – zeigen, dass zugeführtes DHEA lebensverlängernd wirkt und einen gewissen Schutzfaktor vor Krebserkrankungen, Diabetes, Infektionen und Arteriosklerose darstellt. Außerdem konnte in einer großen Metaanalyse gezeigt werden, dass die Gabe von DHEA positive Effekte auf die fettfreie Körpermasse des Menschen zeitigen kann.[51]

Diese exemplarisch herausgegriffenen Hormone und ihr Altersabfall machen deutlich, auf wie vielen hormonellen Ebenen sich Gewichtszunahme ereignet und wie wichtig es ist, das gesamte Hormonsystem eines Menschen bei der Problematik

Gewichtszunahme, Übergewicht und Adipositas akribisch zu überprüfen. Eine der ganz großen neuen Herausforderungen der Longevity-Medizin 3.0, denn wir können hier noch so viel besser machen!

SPORT – KEIN EFFEKT BEI ADIPOSITAS?

Wenn man zu jedem Neujahr den guten Vorsätzen der Familienmitglieder und Freunde lauscht, so dürften Fitnessstudios jeden Januar einen Boom an Neuanmeldungen verzeichnen. Denn nach Wochen der Schwelgerei in zucker- und fettreichen Gaumenfreuden sowie feucht-fröhlicher Abende ist nun die Zeit der guten Vorsätze gekommen: Schluss mit dem Rauchen, Schluss mit Alkohol und Zeit für mehr Sport: Die Bikinifigur kommt schließlich nicht von allein. Und wer schnell und effektiv Gewicht verlieren will, der müsse halt einfach weniger essen und mehr Sport treiben – so lautet zumindest die weitverbreitete Annahme.

Es gibt jedoch jemanden, der dieser Auffassung vehement widerspricht: Herman Pontzer ist Wissenschaftler und Anthropologe an der Duke University und befasst sich mit dem Energieverbrauch des menschlichen Körpers sowie der Evolution des Stoffwechsels. Seine Arbeit besteht quasi darin, Kalorien zu zählen – nur anders, als wir das kennen. Pontzer misst im Labor gewissermaßen den CO_2-Fußabdruck in der Ausatemluft, der anzeigt, wie viel Energie wir bei verschiedenen Aktivitäten verbrennen.

Seine Erkenntnisse aus Studien an traditionellen Jäger-und-Sammler-Gesellschaften haben ihn zu einer erstaunlichen Annahme geführt: Bewegung allein trage nicht dazu bei, dass mehr

Energie verbrannt werde, im Gegenteil: Im Rahmen seiner Untersuchungen will Pontzer herausgefunden haben, dass Jäger und Sammler in Afrika pro Tag nicht mehr Energie als sitzende Büroangestellte in Nordmerika verbrauchten.[52]

In den frühen 2000er-Jahren gab es nur begrenzte Kenntnisse über den Gesamtenergieverbrauch des Menschen, also die Menge an Kilokalorien, welche die rund 37 Billionen Zellen eines Menschen innerhalb von 24 Stunden verbrauchen. Die Rate, mit welcher der Körper im Ruhezustand Energie verbrennt, die basale metabolische Rate (BMR) oder auch der Grundumsatz, war bekannt. Es konnte festgestellt werden, dass der Grundumsatz bei allen größeren Säugetieren in Relation zur Körpermasse in etwa gleich ist. Obwohl der Grundumsatz nur 50 bis 70 Prozent des Gesamtenergieverbrauchs ausmacht, gingen die Forscher davon aus, dass der Mensch pro Kilogramm Körpergewicht in etwa genauso viel Energie verbrennt wie Menschenaffen.

Fasst man die Kernaussagen seiner Studienergebnisse zusammen, dann kommt Pontzer zu einem ernüchternden Ergebnis: Körperliche Aktivität allein reicht nicht aus, um einen signifikanten Gewichtsverlust zu erzielen. Ganz im Gegenteil, intensives oder übermäßiges Training könnte sogar dazu führen, dass der Körper den Energieverbrauch an anderer Stelle reduziert, um den Energieverlust durch die Aktivität auszugleichen. Ein vertrackter Kompensationsmodus, wie Pontzer ihn nennt, bei dem der Gesamtenergieverbrauch des Körpers nicht so stark steigen kann, wie es aufgrund der vermehrten körperlichen Aktivität zu erwarten gewesen wäre. Betroffen seien insbesondere Personen mit Übergewicht und Adipositas, wie in einer 2021 veröffentlichten Studie dargelegt wurde. Bei den Testpersonen mit Adipositas konnte beobachtet werden, dass sich durch diesen Kompensationsmodus nur noch rund 51 Prozent der beim Sport verbrauchten Kalorien im Tagesenergiebudget bemerkbar machten – für jede beim Sport verbrannte Kalorie sparte der Körper also eine halbe Kalorie im Ruheumsatz ein.[53]

Warum das so ist, dafür gibt es zwei unterschiedliche Theorien. Die erste besagt, dass der Stoffwechsel von Menschen mit mehr Körperfett entweder von vornherein den Zusatzverbrauch stärker kompensiert. Das könnte erklären, warum manche trotz gleicher Aktivität stärker zu Übergewicht neigen als andere und warum sie so oft am Abnehmen scheitern. Die zweite Theorie besagt, dass die oben genannte Kompensation stärker wird, je mehr jemand zunimmt.

Unabhängig davon, welche Theorie am Ende zutrifft, Pontzers Botschaft bleibt: Sport als Mittel der Gewichtsabnahme und -kontrolle ist völlig ungeeignet. Seine Erkenntnisse werden jedoch durchaus kontrovers betrachtet:[54] So könne beispielsweise die individuelle Reaktion auf körperliche Aktivität und Gewichtsverlust variieren; zu berücksichtigen seien auch verschiedene Faktoren wie die Intensität und Dauer einer Aktivität sowie der individuelle Stoffwechsel und, ganz wichtig, die Ernährung. Nichtsdestotrotz haben Sport und Bewegung direkte Auswirkungen auf die Fettverteilung und zahlreiche positive Effekte auf den menschlichen Körper. All dies wird übrigens von Pontzer in keiner Weise bestritten.

Unabhängig von seinen Ausführungen ist Sport zur Gewichtsreduktion bei starkem Übergewicht rein medizinisch erst einmal als kritisch zu betrachten. Dabei sind die Vorteile des Sports unbestritten, denn er trägt zur Verbesserung unserer körperlichen Fitness bei, beugt kardiovaskulären Erkrankungen vor, fördert die Knochengesundheit, dient der Stärkung der Muskulatur, des größten Organs der Fettverbrennung, und fördert letztendlich auch unsere geistige Leistungsfähigkeit. Warum ist Sport dennoch ungeeignet, um mit starkem Übergewicht abzunehmen? Weil er für einen extrem übergewichtigen Körper mit einem hohen Verschleiß der Sehnen, Bänder und Gelenke und mit einer Überbeanspruchung des Herz-Kreislauf-Systems sowie der Lunge einhergeht. Und ganz nebenbei kann Sport für adipöse Menschen auch unheimlich erniedrigend und frustrierend sein, da er definitiv nicht die erwünschten Resultate bringt.

Ganz anders sieht es aus, wenn bereits ein gewisser Gewichtsverlust stattgefunden hat, denn dann ist regelmäßiges sportliches Training eine hervorragende Möglichkeit, die Verbrennung von Fett während körperlicher Aktivität zu erhöhen. Insbesondere Ausdauertraining führt zu einer besseren Ausstattung der Muskeln mit Enzymen zur Fettverbrennung. Darüber hinaus erhöht sich auch die Mitochondriendichte in unseren Zellen, das sind bekanntlich die kleinen »Kraftwerke« in unseren Zellen. Darüber hinaus kommt es zu einer hervorragenden Neovaskularisation, also einer Neubildung von Blutgefäßen. Fazit: Sport und Bewegung haben direkte Auswirkungen auf die Fettverbrennung unseres Körpers, nur eben nicht in dem bis dato von uns erhofften und gewünschten Maße.

Expertenmeinung

Herman Pontzer ist ein herausragender Wissenschaftler, der über eine große Zahl an Auszeichnungen verfügt. Seine Fähigkeit, die Ergebnisse seiner komplizierten Forschung für eine breite Öffentlichkeit verständlich und spannend zu vermitteln, führt zum Teil zu unberechtigter Kritik. Der Physiologe John Thyfault von der University of Kansas beispielsweise ist der Ansicht, Pontzers Botschaft, dass Sport nicht hilft abzunehmen, sei zu wenig nuanciert. Er befürchtet, dass diese Botschaft übergewichtige Menschen dazu treiben könnte, sich weniger zu bewegen.[55]

Andere halten ihn für einen Revolutionär, seine Arbeiten hätten völlig neue Einblicke zum Verständnis der menschlichen Physiologie und Evolution geliefert. Sein sprichwörtlicher Satz »In der Ökonomie des Lebens sind Kalorien die Währung« gilt vielen als ikonisch. Pontzer liefert uns jedenfalls einen interessanten Denkrahmen dafür, wie sich Menschen an energetische Grenzen anpassen.

DIE ENTSCHEIDENDE »LIFESTYLE-MASSNAHME«

Auf unserem Lebensweg von der Wiege bis zur Bahre durchlaufen wir – realistisch gesprochen – einen langsamen, schleichenden Degradationsprozess. Unser Körper ist auf eine begrenzte Lebensspanne ausgelegt, während derer alle unsere Zellen, unsere Gewebe und unsere Hormone einem unaufhaltsamen, aber dennoch beeinflussbaren Alterungsprozess unterliegen. Beeinflusst wird dieser durch unsere Genetik, aber auch durch Umwelteinflüsse in Form unseres Lebensstils (Epigenetik).[56]

Alterungsprozesse sind Verschleißerscheinungen unseres Körpers und unserer Organe, die mit zunehmenden Lebensjahren an Funktionalität einbüßen und letztendlich versagen. Anders als zum Beispiel bei Autos lassen sich verschlissene Einzelteile aber leider nicht alle und erst recht nicht endlos ersetzen. Es ist deshalb besonders wichtig, präventive Maßnahmen zu ergreifen, um unserem körperlichen Verschleiß und Verfall im Hinblick auf die immer weiter steigende Lebenserwartung etwas entgegenzusetzen.

Wenn wir von gesundem Lebensstil sprechen, dann sind da einige besonders wichtige Säulen zu nennen: regelmäßige Bewegung (Sport), Kalorienrestriktion, eine ausgewogene Ernährung, der Verzicht auf Noxen wie Rauchen, die Vermeidung von negativen Umwelteinflüssen wie chronischer Lärmexposition, ausreichend Schlaf, Stress-Coping und: die Vermeidung von Einsamkeit durch angemessene soziale Interaktion! Die Temperatur unserer Umgebung ist ein ganz neues, hochinteressantes Thema und wird noch ausführlicher besprochen.

Die Vermeidung von Übergewicht und Adipositas in Kombination mit dem Einhalten einer ausreichend langen täglichen Nahrungskarenz durch möglichst frühe abendliche Essenszeiten (siehe das Kapitel »Chrononutrition: Warum spätes Essen schwerer wiegt«) sehen wir aber als die entscheidenden »Lifestyle-Maßnahme«. Daten über einen lebensverlängernden Effekt durch Kalorienrestriktion bei verschiedenen primitiven Tierspezies sind reichlich vorhanden, indessen sie beim Menschen (noch) nicht in derselben Menge vorliegen. Eine aktuelle Arbeit kommt zu dem Ergebnis, dass es mit diesen Maßnahmen möglich ist, die Lebensspanne *(life span)* um bis zu fünf Jahre zu verlängern, und zwar mit einer entsprechenden Erweiterung der *gesunden* Lebensspanne *(health span)* sowie einer Verbesserung der Lebensqualität.[57]

Die erforderlichen Maßnahmen sind im Grunde ganz einfach: Wir müssen nur unsere Zellen regelmäßig in einen gesunden Hungerzustand versetzen. Indem wir gewisse nächtliche Fastenzeiten respektieren, aktivieren wir »Langlebigkeitsproteine« in den Zellen. Die Herunterregelung der zellulären Aktivitäten führt quasi zu einer Reparatur an unserer DNA und damit zu einer Verlangsamung der genetischen Altersuhr.

Die Ereignisse Kalorienrestriktion, Kälte (siehe unten) und Sport sind für unseren Körper überlebenstechnisch betrachtet erst einmal ziemlich lebensbedrohlich. Sie führen zu entsprechenden Notfallreaktionen in sämtlichen unserer Systeme mit der Folge einer rapiden Zellerneuerung, also einer Art von Aktivierung der zellulären Selbstheilungskräfte. Unser Körper und unsere Zellen werden damit deutlich resilienter. Die Folge dieser zellulären Selbstverzehrung und Müllabfuhr ist ein effizientes zelluläres Recycling: Defekte, kranke und alte Zellen und Zellbestandteile werden durch diese uralten biochemischen Mechanismen aufgelöst und das Zellmaterial einfach recycelt: ziemlich genial!

Wenn wir fasten, reduzieren wir unsere Kalorien und kurbeln unsere Zellkraftwerke, die Mitochondrien, an. Da ihnen der Brennstoff ausgeht, wird alles erst einmal heruntergeregelt: An Eiweißen wird nur das produziert, was elementar wichtig ist. Der gesamte verfügbare Zuckervorrat wird verbrannt. Dieser Nahrungsmangel »motiviert« die Zellen zu radikaler Müllverwertung. Alles, was nicht unbedingt lebensnotwendig ist, wird nun zerkleinert und für die Produktion neuer leistungsfähigerer Proteine benutzt. Fasten hat durchaus etwas Selbstverzehrendes, ist aber am Ende ein Brennstoff-Booster für die Zellen in unseren Zellen, die Mitochondrien, indem alles zusammengesammelt wird, was zu Energie gemacht werden kann. Der Motor wird quasi gereinigt und verbrennt danach wieder sauberer.

Die Mitochondrien sind extrem relevant für eine gesunde Langlebigkeit. Am besten trainiert man sie durch moderaten Ausdauersport. Denn Sport hat ähnliche Effekte wie Fasten: Der Körper gerät in einen Zustand des Energiemangels, wodurch viele biochemische Notfallschalter angeworfen werden.

Auch durch Kältereiz (Eisbaden, Kältekammer, Kalt-Schlafen) kommt es zu einer Stimulierung der Mitochondrien und zu einer besseren Sauerstoffversorgung im Körper. Durch den akuten Kälteschock werden ähnlich wie beim Sport biochemische Notfallschalter aktiviert. Dadurch erfolgt unter anderem eine akute Verbrennung von weißem Fettgewebe durch braunes Fettgewebe, das für die Notfall-Wärmeproduktion lebenswichtig ist. In einer wissenschaftlichen Arbeit wurden braune Fettzellen aus Mäusen, die stark gestresst worden waren, sodass die Zellen quasi auf dem Weg in den Tod waren, genauer untersucht.[58] Die sterbenden Zellen schütten in beachtlichen Mengen einen Stoff namens »Inosin« aus. Interessant dabei ist, wie intakte braune Fettzellen auf den molekularen Hilferuf reagieren: Sie werden durch das Inosin der sterbenden Zellen aktiviert. Der Signalstoff facht also den Verbrennungsofen in ihnen an. Weiße Fettzellen wandelten sich zudem in ihre braunen Geschwister um. Mäuse, die sehr energiereiche Nahrung erhielten und gleichzeitig Inosin injiziert bekamen, blieben auch schlanker als ihre Artgenossen und waren vor Diabetes geschützt. Dies scheint ebenfalls ein wichtiger Faktor gegen Übergewicht zu sein!

Im Tierversuch fanden Wissenschaftler heraus, dass Kälte braunes Fett aktivieren kann: Sie gaben zwei Gruppen von Mäusen identisches Futter. Eine von ihnen musste nachts in einer Kältekammer schlafen. Diese Gruppe blieb schlank, während die andere Gruppe dick wurde. Bei den schlanken Mäusen fanden die Forscher erwartungsgemäß einen erhöhten Anteil an braunem Fettgewebe. Es konnte gezeigt werden, dass das braune Fettgewebe unter Einwirkung von Kälte Fette binnen Stunden aus dem Blut und dem weißen Fettgewebe zieht und abbaut.[59] Stark erhöhte Blutfette konnten gesenkt werden, die dicken Mäuse wurden wesentlich dünner. Dabei sei auch die mit Diabetes Typ 2 verbundene Insulinresistenz verschwunden. Übrigens: In einer relativ aktuellen Studie aus *Nature Medicine* konnte nachgewiesen werden, dass Kälteexposition sogar über akute Veränderungen an unserem Erbgut mittels sogenannter epigenetischer Faktoren auf die Nachkommen übertragen wird.[60] Diese Nachkommen werden mit mehr braunem Fettgewebe geboren und bleiben später im Leben schlanker.

Die allgemeinen medizinischen Effekte regelmäßiger sportlicher Aktivität auf die Gesundheit sind nicht nur bekannt, sondern auch hinreichend wissenschaftlich belegt. Zu ihnen gehören die Senkung des Blutdrucks – Bluthochdruck ist eine extrem gefährliche und immer noch viel zu oft unerkannte Krankheit –, die Stärkung des Kreislaufs und des Blutflusses, des Immunsystems, der Knochen und Muskeln sowie die Verbesserung der geistigen Leistungsfähigkeit; alle genannten Faktoren sind im Alter von ganz besonderer, präventiver Bedeutung, denn der Alterungsprozess geht wie gesagt leider unvermeidbar mit einem schleichenden Muskelabbau und dem Verlust an Knochendichte einher. Regelmäßige körperliche Aktivität kann hier gegenwirken und den Prozess verlangsamen.

An dieser Stelle sei noch einmal eindringlich auf das Kapitel über die vielen Folgekrankheiten von Übergewichtigkeit verwiesen. Allein die positiven Effekte durch die Vermeidung von Übergewicht auf die großen Killer der Medizin, nämlich Herz-Kreislauf-Erkrankungen, Diabetes und Krebs, sprechen eine klare Sprache. Nicht zuletzt sind bekanntlich auch gute Stressbewältigung und psychisches Wohlbefinden Teil eines gesunden Lebensstils. Hierzu gehören Strategien wie zum Beispiel Entspannung(stechniken), ausreichend Schlaf und soziale Unterstützung.

ZWEI

DER MENSCH IST, WAS ER ISST – UND TRINKT

DIE SUPERMARKTDIÄT: VON RATTEN UND MENSCHEN

Der wichtigste Hebel im Kampf gegen die Kilos ist und bleibt die Ernährung. Diese Botschaft gebe ich all meinen Patienten und Patientinnen mit auf den Weg, und ich kann sie nicht oft genug betonen. Dennoch erleben wir tagtäglich, dass – den unzählbar vielen frei zugänglichen Gesundheitsinformationen zum Trotz – nach wie vor eine große Unwissenheit zu diesem Thema herrscht.

Es gibt eine in Fachkreisen bekannte Anekdote von Anthony Sclafani, einem renommierten Neurowissenschaftler, der sich in seiner frühen Berufsphase in den 1970er-Jahren mit dem Phänomen des Sichüberessens *(hyperphagia-obesity syndrome)* und der Entwicklung von Übergewicht durch bestimmte Ernährungsgewohnheiten *(diet-induced obesity [DIO])* beschäftigte. Er untersuchte dabei in besonderer Weise die Rolle von Fett und Kohlenhydraten bei der Auslösung eines solchen Hyperphagie-Syndroms (gr. *phageĩn,* Inf. Aorist von *estíein* [essen, fressen]). Für viele wichtige medizinische Experimente ist es notwendig, Versuchstiere so schnell wie möglich in einen Zustand der Übergewichtigkeit zu bringen. Dies erfolgte seinerzeit mit speziellen, besonders fetten und nährstoffreichen Pellets, mit denen die Tiere gemästet wurden.

Eines Tages kam es zu einem schicksalhaften Vorfall: Der damalige Doktorand Anthony Sclafani sah eine entlaufene Ratte auf einem Labortisch, auf dem ein Kommilitone eine Schüssel mit Froot-Loops-Müsli zurückgelassen hatte (Froot Loops sind bunte Getreideringe mit Fruchtaroma). Obwohl sich Ratten bei unbekannten Nahrungsmitteln eher etwas zieren, fiel diese sofort über die Froot Loops her. Sclafani kam nun auf die Idee, für eine noch effizientere Mästung der Nager besonders kalorienreiche Lebensmittel einzusetzen, die eigentlich für den menschlichen Verzehr gedacht waren, wie eben Froot Loops, gesüßte Kondensmilch, Schokoladenkekse, Salami, Käse, Bananen, Marshmallows, Milchschokolade und gesüßte Erdnussbutter. Die Tiere präferierten allesamt die Supermarktprodukte und verloren das Interesse an den Nagetier-Pellets. Innerhalb weniger Wochen nahmen die Ratten in einem beispiellosen Tempo zu und wurden Schwergewichte – und auch Bewegung konnte das nicht verhindern. Sclafani nannte diese neue Methode die »Supermarktdiät«, heute wird sie gemeinhin als »Cafeteria-Diät« bezeichnet. Diese Form der Mastkost ist bis heute die wirksamste Möglichkeit, um eine Ratte oder Maus zum Schwergewicht zu bewegen.

Ratten sind zwar nicht direkt mit dem menschlichen Organismus vergleichbar, eignen sich laut Sclafani aber dennoch für die Adipositasforschung. Das erklärt er damit, dass sie unter Laborbedingungen, falls sie Zugang zu einer ernährungsphysiologisch vollständigen Futterdiät haben, relativ schlank bleiben und ein stabiles Körpergewicht beibehalten, ähnlich wie manche Menschen. Wenn der Ernährung jedoch große Mengen an Fett oder Zucker hinzugefügt werden, steigern die Ratten ihre tägliche Nahrungsaufnahme und werden allmählich richtige Wonneproppen. Interessanterweise kann sich die Fettleibigkeit auch entwickeln, wenn die Tiere nicht übermäßig viel von solchen Nahrungsmitteln »schnucken«. Dies deutet darauf hin, dass fett- und zuckerreiche Lebensmittel effizienter in Hüftgold umgewandelt werden können als fett- und zuckerarme Schmalkost.

Sclafanis Studie[61] wurde bereits 1976 veröffentlicht und führt zu einer beunruhigenden Schlussfolgerung: Bestimmte menschliche Nahrung zu füttern, die in weiten Kreisen als »schmackhaft«

empfunden und häufig konsumiert wird, ist der wirksamste Weg, um eine normale Ratte spontan sich überfressen zu lassen und fettleibig zu machen – und ihre dick machende Wirkung kann nicht allein auf ihren Fett- oder Zuckergehalt zurückgeführt werden. Wenn das wahr ist, was macht dieses Lebensmittel dann mit dem Menschen?

Um es noch einmal plakativ auf den Punkt zu bringen: Kein noch so fettes, süßes und ungesundes Futter für Laborratten und andere Versuchstiere war in der Lage, diese Tiere so schnell fett werden zu lassen wie das Essen, das ganz gewöhnlich im Supermarkt erhältlich ist und vielfach konsumiert wird: Salami, Brot, Schokoladenkuchen, Softdrinks oder Gummibärchen. Essen, das wir Menschen und unsere Kinder jeden Tag konsumieren, wenn auch – hoffentlich – in abgemilderter Form, als es in Sclafanis Experiment erfolgt ist. Es ist eine unglaubliche Geschichte, die für sich selbst spricht und uns so viel über uns lehrt. Denn ganz offensichtlich ist es mit unserem industriell verarbeiteten Essen gelungen, Kalorienbomben mit eingebautem Suchtfaktor (Zucker, Fett, Salz, Gewürze, künstliche Aromen) zu generieren, die sowohl unsere Selbsteinschätzung bezüglich der Menge des von uns Gegessenem (in vielen Experimenten belegt) als auch die Kontrolle über unsere Essensgier *(opportunistic voracity)* außer Kraft setzen.

Ebenfalls interessant zu erwähnen sind in diesem Zusammenhang Studien mit dem Namen *human cafeteria diet studies,* die von Prof. Dr. Eric Ravussin, Direktor des Nutritional Obesity Research Center in Baton Rouge, Louisiana, durchgeführt wurden.[62] Bei diesen Arbeiten wurden Freiwillige (mit und ohne Übergewicht) tagelang in einer sogenannten *metabolic ward,* einer »Stoffwechsel-Krankenstation«, eingesperrt, während sie – permanent – Essen aus Automaten frei verzehren durften. Es gab keinerlei Aufforderung, sich zu überessen; dennoch taten genau dies alle an dem Versuch Beteiligten! Ravussin nannte dieses Phänomen *opportunistic voracity,* also etwa Gelegenheitsgefräßigkeit. Man könnte fast sagen: Wir steuern in mittlerweile allen modernen Gesellschaften auf einen kollektiven Zustand der hemmungs- und besinnungslosen Selbstmast zu.

Doch genauso, wie jeder Mensch dick werden kann, kann jeder Mensch auch wieder schlank werden. Immer wieder stoße ich auf großen Unglauben bei meinen Patienten und Patientinnen, wenn ich ihnen genau diesen Satz sage. Unsere jahrelange Erfahrung mit dem Thema »Übergewicht« bestätigt aber genau das. Hoffnung ist also völlig angebracht!

Wie schon gesagt wurde, funktioniert das Abnehmen allein mit gut gemeinten Ratschlägen wie »Treib mehr Sport!« und »Iss weniger!« für die meisten von uns nicht. Leider haben viele – auch Ärzte – noch nicht akzeptiert, dass es sich bei Menschen mit starkem Übergewicht nicht nur einfach um einen Mangel an Disziplin handelt, sondern neben der Menge und Art unserer modernen Nahrungsmittel vor allem um eine hormonelle Erkrankung mit mehr oder weniger stark ausgeprägter genetischer Komponente.[63] Der Mensch muss also gewichtstechnisch erst einmal wieder in einen Bereich kommen, in dem er überhaupt wieder in der Lage ist, effizient (Ausdauer-)Sport treiben zu können. Dies bedeutet keineswegs, dass wir uns gar nicht mehr bewegen sollten, und bestimmte moderate Formen von Kraftsport sind ebenfalls durchaus möglich und sinnvoll!

Wir brauchen – wie bei so vielem im Leben – auch gewichtstechnisch zunächst ein Reset. Erst dann können wir unsere 656 Muskeln wieder voll einsetzen, um möglichst viele von ihnen auf- und möglichst viel von unserem Fett abzubauen. Langfristig spielt ein guter Muskelaufbau bei jeder Adipositas-Strategie eine entscheidende Rolle.

Was so einfach klingt, daran scheitern doch immer wieder viele. Wie also kann das gelingen? Die Antwort ist gar nicht so schwierig: Der Gang zum Endokrinologen und eine genaue, individuelle Hormonanalyse sind ein vielversprechender Start. Die Endokrinologie hat mit ihren bekannten und ihren ganz neuen Wirkstoffen viele großartige Möglichkeiten der medikamentösen Adipositas-Therapie, die fast allen Menschen helfen können. Wir kommen noch ausführlicher darauf zu sprechen. Bleiben wir hier aber erst einmal bei unseren Essgewohnheiten.

Süchtig nach Essen

Eine Schlüsselrolle bei der Entstehung der großen Übergewichts-»Pandemie« der westlichen Welt im 20. und 21. Jahrhunderts kommt wie gesagt den von vielen so geschätzten hochverarbeiteten Lebensmitteln, aber auch dem heiß geliebten weißen Pulver, dem Zucker, in all seinen Verarbeitungsformen zu, die große Areale unserer Supermärkte okkupieren. Es gibt Arbeiten, die nachweisen konnten, dass der Konsum von Zucker und industriell hergestellten Lebensmitteln über die Aktivierung des Belohnungszentrums im Gehirn zu einem typischen Suchtverhalten und zur Umprogrammierung der Hirnnetzwerke führt.[64]

Wichtig für uns zu wissen ist, dass natürlich nicht alle Nahrungsmittel gleichermaßen zu suchtähnlichem Verhalten führen, sondern insbesondere ebenjene artifizielle industrielle Kost. Diese erzeugt in uns tatsächlich Abhängigkeiten wie beim »klassischen« Drogenkonsum. In einer hochinteressanten tierexperimentellen Arbeit wurde Mäusen für sieben Tage entweder süßes

Wasser oder Kokain verabreicht. Zwei Stunden nach der letzten Gabe untersuchten die Forscher das Gehirn der Tiere und fanden typische Veränderungen in ihrem Sucht- und Belohnungszentrum, dem Nucleus accumbens. Und die Forscher kamen zu einer weiteren, geradezu unglaublichen Erkenntnis: Sowohl Zucker als auch Kokain führten zu denselben zellulären Veränderungen in diesem Bereich ihrer grauen Zellen.[65]

Unser Gehirn und unsere Verdauungsorgane verfügen über ein supereffizientes Melde- und Scansystem an hormonellen Messengern: Sobald Nahrung in Kontakt mit Mund und Speicheldrüsen tritt und anschließend im Magen und Darm landet, registrieren Myriaden von hormonellen Sensoren Art, Menge und Zusammensetzung der Nahrung und melden die Daten sofort an das Gehirn weiter. Diese Signalkaskaden kommen über die große Blutverteilung eines einzigen Herzschlags im Nucleus accumbens an und lösen dort schwallartig Glücksgefühle aus. Diese Glücksgefühle merkt sich das Hirn, es werden neue neuronale Verbindungen geknüpft, die sich nicht so schnell wieder auflösen lassen, denn das ist ja der Sinn des Lernens. In der Folge speichert unser Gehirn diese Glücksgefühle ab und verlangt nach weiteren und noch mehr Glücksgefühlen. Bereits ab diesem Punkt sitzen wir potenziell in der Suchtfalle. Alle Drogen haben letztendlich denselben Effekt: Die Zellen im Nucleus accumbens, die Dopamin-Rezeptoren auf ihrer Oberfläche tragen, werden stärker und länger aktiviert, sodass unser Oberstübchen uns signalisiert: Belohnung! Dieses Zentrum in unserem Denkapparat ist extrem lebenswichtig für unsere Motivation, hat allerdings eine kleine Nebenwirkung: Wenn wir unser Motivationszentrum immer stärker stimulieren, werden wir abhängig. Das funktioniert nicht nur mit Zigaretten, entsprechend präparierten Lebensmitteln oder Kokain, sondern auch mit Sex, Sport, Arbeit, Computerspielen und Social Media.

Genau diesen Sachverhalt haben auch Forscher des Max-Planck-Instituts in Köln mit spektakulären MRT-Aufnahmen nachweisen können.[66] Bei den Experimenten wurde unter der Kontrolle des Hormons Dopamin das Belohnungssystem untersucht, und zwar folgendermaßen: Die Forscher gaben einer Gruppe von normalgewichtigen Versuchspersonen über einen Zeitraum von acht Wochen zusätzlich zu ihrem üblichen Ernährungsplan pro Tag einen kleinen Pudding zu essen, der viel Fett und Zucker enthielt. Die andere Gruppe erhielt einen Pudding, der die gleiche Kalorienanzahl hatte, aber weniger Fett enthielt. Vor und während dieser acht Wochen wurde die Hirnaktivität der Probanden in der entsprechenden Hirnregion mittels MRT gemessen. Das Ergebnis war beeindruckend: Die Antwort des Gehirns auf den fett- und zuckerreichen Pudding war bei den Probanden, die sich an dieser Süßspeise gütlich taten, bereits nach acht Wochen stark erhöht!

Wie die meisten Studien, so unterliegt allerdings auch diese hervorragende Arbeit gewissen Einschränkungen. Da ist zum einen der relativ kurze Versuchszeitraum, zum anderen die Teilnehmerzahl; sie war mit 57 eher gering. Und: Unter- oder übergewichtige Menschen wurden hierbei nicht untersucht, bei denen könnte das Ergebnis – unter Umständen – anders ausfallen.

Auch dass viele Menschen nach einer Diät sogar schwerer als vorher werden, hat ganz offensichtlich etwas mit dem Suchtcharakter der Adipositas zu tun, der sich im – heute in der Regel nicht mehr verwendeten – Begriff »Fettsucht« wiederfindet und den manischen Hang zum Essen *(food addiction)* beschreibt. Mit dem Begriff »Esssucht« ist im Deutschen übrigens eher das gemeint, was im Englischen als *binge eating* bezeichnet wird und durch Heißhunger- beziehungsweise »Fressattacken« gekennzeichnet ist (engl. *binge* [Gelage]).

Viele Charakteristika einer Suchterkrankung finden sich auch bei Menschen mit *food addiction*. Das sind vor allem der Zwang, der Kontrollverlust sowie eine Art von Entzugssyndrom, wenn das Suchtmittel fehlt. Eine solche Sucht entwickelt sich wie gezeigt beim übermäßigen beziehungsweise ausschließlichen Konsum von hochverarbeiteten Lebensmitteln, die viel Zucker und Fett enthalten. Typische Persönlichkeitsmerkmale der betroffenen Personen sind oft ein starker Kontrollzwang in Verbindung mit der Gefahr eines Kontrollverlusts. Aber auch neurodiverse Menschen mit einer Neigung zu unkontrollierter Impulsivität tendieren zur *food addiction*. Dazu gehören insbesondere solche mit einer Aufmerksamkeitsdefizit-Hyperaktivitätsstörung (ADHS). Schon lange wird vermutet, dass ADHS mit Übergewicht einhergeht. Eine Metaanalyse konnte diese Beobachtungen bestätigen. Darin wurden 728 136 Menschen erfasst, davon 48 161 mit ADHS. Sowohl bei Kindern als auch bei Erwachsenen mit ADHS trat eine Adipositas deutlich häufiger auf als bei Probanden, die nicht unter ADHS litten. Das Auftreten für Adipositas betrug bei Erwachsenen mit ADHS 28,2 Prozent versus 16,4 Prozent bei Gesunden, bei Kindern mit ADHS 10,4 Prozent versus 7,4 Prozent.[67]

Darüber hinaus kennen wir das Phänomen des »emotionalen Essens«. Das betrifft Menschen, die nicht wegen eines aufkommenden Hungergefühls, sondern aus anderen Gründen zu viel Nahrung aufnehmen. Der Grund sind oft negative Emotionen wie Ärger, Trauer, Einsamkeit, Frustration oder Langeweile; und ganz häufig ist Stress der Auslöser für eine solche Essattacke (*comfort eating*). Emotionale Esser versuchen, ihre unangenehme Situation durch Nahrungszufuhr zu kompensieren, indem sie negative Gefühle einfach »wegfuttern«. Das ist ein erlerntes respektive anerzogenes Verhalten, das den Betroffenen oftmals gar nicht bewusst wird. Viele kennen das: Ein unangenehmes Gespräch steht bevor, und schon greifen sie erst einmal zu den Keksen.

Stress ist also beim sogenannten *comfort eating* immer irgendwie mitbeteiligt, denn in für uns – warum auch immer – belastenden oder so empfundenen Situationen steigt der Energieverbrauch des Gehirns massiv an; und die Energieversorgung unseres Denkorgans hat absolute Priorität! Es mobilisiert alle seine zur Verfügung stehenden Hormonsysteme, um schnellstmöglich mehr Zucker zu bekommen. Die direkte Folge für unser Verhalten: ein schneller, kalorienreicher Snack.

Wenn wir über ein psychologisch intaktes Stresssystem mit ausreichend großer Frustrationstoleranz verfügen, werden wir auf diese Impulse weniger stark reagieren und damit in solchen Situationen auch weniger oder gar keine Nahrung zuführen. Dies schützt uns langfristig vor Übergewicht. Ziel muss es sein, besser mit diesen Emotionen umzugehen, um sich den Automatismus des Essens in aufreibenden Situationen wieder abzutrainieren, etwa mit den immer bekannter werdenden achtsamkeitsbasierten Übungen. Natürlich sollte man auch herausfinden, was die Frustration überhaupt erst verursacht, und da, wo es möglich ist, die Umstände entsprechend (zu) ändern (versuchen).

Eine lebenslange Perspektive

Schon vor mehr als hundert Jahren gab es Kontroversen unter Experten, was der richtige Weg zu einer gesunden Figur ist. Immer wieder wurde der Vegetarismus propagiert, dann wieder ganz einseitige Fleischkost. Die zweite Hälfte des 20. Jahrhunderts war von so vielen abwechselnden Diätmoden geprägt

wie das Wetter. Ob Montignac, Atkins, FdH, Low Fat oder Low Carb – alle diese Zwangsdiäten müssen als gescheitert betrachtet werden.
Die Deutsche Gesellschaft für Ernährung (DGE) propagiert seit Längerem einen Speiseplan mit geringer Energiedichte (zum Beispiel Volumetrics-Diät). Das bedeutet eine abwechslungsreiche, sättigende Ernährung mit viel Gemüse, Obst, magerem Fleisch und Fisch, aber weniger fetthaltigen Dickmachern (Wurst, Käse, Butter). Obwohl mehrere medizinische Fachgesellschaften diese Diätform empfehlen, haben sich diese Rezepte noch nicht überall durchgesetzt. Ein großes Problem ist weiterhin das mangelnde Wissen und oftmals auch die fehlende Einsicht vieler Menschen in Hinblick auf Übergewicht und seine Folgekrankheiten; das erlebe ich bei meinen Patienten jeden Tag aufs Neue. Ein weiteres Problem beim Abnehmen sind überzogene Erwartungen, speziell von Frauen. Deshalb sei an dieser Stelle daran erinnert, dass bereits eine Gewichtsreduzierung von 10 Prozent als sehr großer Erfolg einzuschätzen ist. Für die Mehrheit der Übergewichtigen ist es oft unmöglich, den Gewichtsverlust dauerhaft zu halten.
In jedem Fall gibt es psychologische Faktoren, die unser Essverhalten mit beeinflussen, denn es ist nicht nur die Menge an Essen, die uns satt macht, sondern unser Sättigungsgefühl wird auch durch unsere Erwartungshaltung, den optischen und olfaktorischen Eindruck (Geruch) des Essens beeinflusst. Hierbei handelt es sich natürlich nur um Co-Faktoren, aber auch diese spielen mit. Stets laufen alle Informationen über Geschmack, Geruch, Größe der Portion, Bauchgefühl (Magendehnung), Blutzuckerspiegel und viele andere hormonelle Signale in unserer Hirnzentrale Hypothalamus zusammen. Wenn alles stimmt, belohnt uns unser Gehirn mit ganz vielen Glücksgefühlen.
Durch die Zusammenarbeit von Endokrinologen, Genforschern und Neurowissenschaftlern klären sich immer mehr der Zusammenhänge zwischen unserem Gehirn, unserem Bauch (Magen und Darm) und unserem Fettgewebe. Unserem Gehirn kommt immer die Schlüsselrolle als Dirigent in der großen Sinfonie der Nahrungsaufnahme zu.

MRT-Aufnahmen können belegen, dass bei übergewichtigen Menschen die Regionen über mehr graue Substanz verfügen, die an der Bewertung von Belohnungsreizen beteiligt sind.[68] In der Abwägung zwischen kurzfristiger Befriedigung (Snack) und den bewussten Entscheidungen unter Berücksichtigung der langfristig negativen Auswirkungen des kurzfristigen Essens entscheidet das Gehirn häufiger für die kurzfristige und sofort eintretende Befriedigung. Die Tatsache, dass diese Region bei übergewichtigen Menschen größer ist, hängt einfach damit zusammen, dass das Gehirn dieses Verhalten erlernt hat. Dazu gehört im Übrigen auch die Hirnregion des Hypothalamus, die für die hormonelle Steuerung von Hunger- und Sättigungsempfinden verantwortlich und bei übergewichtigen Menschen ebenfalls vergrößert ist. Im Gegensatz dazu sind Bereiche, die für die bewusste, kognitive Verhaltenskontrolle beteiligt sind, oft verkleinert. Übergewichtigen fällt es schwer, den kurzfristigen Verlockungen der Essensaufnahme zu widerstehen, um langfristige rationale Ziele (Gewichtsreduktion) zu erreichen.

All diese Erkenntnisse sprechen stark dafür, dass Adipositas viele Komponenten des typischen Suchtverhaltens von Drogenabhängigen aufweist, eine Sichtweise, der von uns Medizinern zugegebenermaßen bisher viele eher kritisch gegenüberstanden. Allerdings gibt es hier ganz klar einen Paradigmenwechsel, der eventuell in der Zukunft zu erfolgreicheren Abnehmstrategien führt. Fakt ist, dass eine überwiegende Zahl der Betroffenen ihre zwanghafte Völlerei selbst als Sucht empfindet. Und das bedeutet, dass man diese Sucht lebenslang konsequent behandeln muss.

Zwei Sorten von Glück und fetten Zellen

Essen macht also glücklich und high. Da es in unseren Breitengraden in der Regel leicht verfügbar ist, wird es für die meisten die schnellste und einfachste Glückserfüllung sein, wenngleich dies nicht gleichbedeutend ist mit dem Zustand des Erfüllungsglücks, also unserem allgemeinen grundsätzlichen Wohlergehen.

Jedenfalls sind es genau die beschriebenen (Such[t]-)Mechanismen in unseren Gehirnen, die dazu führen, dass wir unbewusst immer Chips, Pizza, Kekse und Torten bevorzugen werden, also viel Süßes, aber bitte mit Sahne.

Wir müssen auf jeden Fall davon ausgehen, dass der Suchtfaktor durch Zucker und hochverarbeitete, fetthaltige Lebensmittel dem von Kokain gleichkommt. Wir möchten dies anhand eines Vergleichs zwischen Kokain und Kokainblättern erläutern und veranschaulichen: Das Kauen von natürlichen Kokablättern zieht einen relativ geringen Suchtfaktor nach sich, während das industriell erzeugte, konzentrierte Kokain extrem abhängig macht. Auch wenn der Vergleich drastisch klingen mag: Dies trifft in ähnlicher Weise auf unsere Ernährung zu. Das Verzehren einer ganzen, unbehandelten Frucht hat einen wesentlich geringeren Suchteffekt als der Genuss eines hochkonzentrierten Fruchtsafts. Wie gezeigt dominieren hochverarbeitete Lebensmittel weite Teile der Lebensmittelversorgung und sind sicherlich ein Faktor des Adipositasproblems. Hinzu kommt, dass wir beim Essen immer mehr im Fast-Track-Modus sind: Essen muss möglichst schnell gehen, und häufig futtern wir auch noch allein, statt gemeinsam mit angenehmen Menschen die selbst zubereiteten Speisen zu genießen.

In einem Sprichwort heißt es: »… Achte auf deine Handlungen, denn sie werden Gewohnheiten. Achte auf deine Gewohnheiten, denn sie werden dein Charakter. Achte auf deinen Charakter, denn er wird dein Schicksal.« Im Hinblick auf unser Essverhalten könnten wir dies adaptieren und verkürzt sagen: »Achte auf das, was du isst, es könnte zur Gewohnheit werden – und somit zu deinem [unter Umständen traurigen] Los!« Das ist sozusagen der schleichende Teufelskreis, der uns in die Suchtkrankheit Adipositas führt, in das langsame, fatale Umprogrammieren unseres neuroendokrinen Systems, und zwar von Kindheit an. Und da der Mensch eine hocheffiziente Futterverwertungs- und -speicherungsmaschine ist, findet jedes Quäntchen zu viel, jeder noch so kleine Snack seinen Abdruck in der Bildung von Fettzellen, die sich nicht nur auf unseren Hüften ansiedeln, sondern dort auch noch bleiben:[69] »One moment on your lips, forever on your hips.«

Die Anzahl der Fettzellen wird übrigens bereits in der Kindheit festgelegt und ändert sich dann nicht mehr. Was sich wieder ändern kann, ist die Menge an Fett in der einzelnen Fettzelle; und tatsächlich gibt es fette und schlanke Fettzellen.

Übergewicht entwickelt sich also in der frühen Kindheit – und bleibt dann oft bestehen. Wissenschaftler der Leipziger Universitätsmedizin haben dazu die Entwicklung des Gewichts von mehr als 51 000 Kindern von der Geburt bis ins frühe Erwachsenenalter untersucht. Das Ergebnis ist erschreckend eindeutig: Fast 90 Prozent der Kinder, die im Alter zwischen zwei und sechs Jahren übergewichtig waren, blieben es dann auch als Jugendliche und frühe Erwachsene.[70] Bei ihnen wurde der stärkste Gewichtszuwachs im Kleinkindalter von zwei bis sechs Jahren verzeichnet.

Wir müssen an dieser Stelle einmal kurz innehalten und uns das in seiner ganzen Tragweite klarmachen: Noch bevor ein Kind in die Schule kommt, wird der Grundstein für Übergewicht gelegt! Auch die Bedeutung des Geburtsgewichts des Kindes und des Gewichts der Mutter für das kindliche Adipositasrisiko ist mittlerweile bewiesen. Die Hälfte der Babys, die bei ihrer Geburt sehr schwer sind, werden dies in ihrer Kindheit und Jugend auch sein.[71]

Auf der Schokoladenseite

Glücklich machen soll auch Schokolade. Allerdings sind die euphorisierenden Stoffe darin sehr niedrig konzentriert. Anandamid – ein Abkömmling der Arachidonsäure, einer vierfach ungesättigten Fettsäure, die im Gehirn vorkommt – ist einer dieser Wirkstoffe. Die meisten können jedoch gar nicht in unsere grauen Zellen eindringen, da sie von einem natürlichen Filter, der Blut-Hirn-Schranke, abgehalten werden. Zucker hingegen setzt sich darüber hinweg und kann hier flugs seine addiktive Wirkung entfalten.

Aber auch Fett kann Sucht erzeugen, zum Beispiel die Eicosapentaensäure, das ist eine bestimmte Fettsäure aus fettem Seefisch. Eicosapentaensäure wirkt antiinflammatorisch und damit positiv auf das Immunsystem. Da depressive und übergewichtige Menschen chronisch erhöhte Entzündungswerte im Blut haben, können diese Entzündungsstoffe durch die Zufuhr von Fischöl reduziert werden, was mittelfristig zu einer deutlichen Abnahme der depressiven Stimmung führt.

Ähnliche Effekte vermutet man übrigens auch beim Vitamin D, einem Prohormon. In für Depressionen wichtigen Arealen des Gehirns befinden sich Andockstellen für Vitamin D. Daraus lässt sich schließen, dass Vitamin D bei der Entstehung sowie bei der Verstärkung von Depressionen und chronischer Müdigkeit beteiligt ist. Menschen, die über einen längeren Zeitraum einen niedrigen Vitamin-D-Spiegel aufweisen, haben ein vierfach höheres Risiko, an einer Depression zu erkranken. Für eine endgültige und klare Aussage bezüglich dieser Zusammenhänge fehlt es jedoch zum aktuellen Zeitpunkt an richtig guten randomisierten kontrollierten Studien (RCT, engl. *randomized controlled trial*). Bei Übergewichtigen und bei Menschen mit Gicht kommt es übrigens durch ihre erhöhten Harnsäurewerte zu einer Hemmung der körpereigenen Vitamin-D-Produktion und damit in der Folge zu erniedrigten Vitamin-D-Spiegeln, was sie stimmungsmäßig sicher nicht auf die Schokoladenseite des Lebens bringt.

ZUCKER, DAS SÜSSE GIFT DER NEUZEIT

Kein Nahrungsmittel wurde in den letzten Jahrzehnten mehr mit Übergewicht, Diabetes, Arteriosklerose und Krebs in Verbindung gebracht: Es dürfte gemeinhin bekannt sein, dass Zucker Mitverursacher zahlreicher Krankheiten ist. Wir wollen uns in diesem Kapitel allerdings nicht an dem in Mode geratenen allgemeinen Saccharose-Bashing beteiligen, sondern uns dem Thema einmal aus einem anderen Blickwinkel nähern.

Lassen Sie uns mit ein paar biochemischen Grundfakten des Lebens auf diesem Planeten starten; denn nicht nur in der menschlichen Ernährung, sondern im gesamten Ökosystem unserer Erde spielt Zucker eine große Rolle. Es ist sogar so, dass der größte Teil der organischen Verbindungen aus Zuckern besteht! Sie werden wie auch der Sauerstoff dank dem Prozess der Fotosynthese als Glukose in der Pflanze gebildet. Daher ist Zucker auch in pflanzlichen Lebensmitteln oft in großen Mengen enthalten, und zwar weil er für das gesamte organische Leben einer der wichtigsten Nährstofflieferanten ist. Das menschliche Gehirn beispielsweise, das 2 Prozent unserer Körpermasse ausmacht, verbraucht allein 20 Prozent unserer aufgenommenen Kalorien in Form von Zucker! Nun kommt zu Recht die Frage auf, weshalb Zucker so stark in Verruf geraten ist – oder?

Um es gleich vorwegzunehmen: Das Problem ist einmal mehr nicht der Zucker an sich, sondern sein übermäßiger Konsum.

Denn wie so oft gilt auch hier der Grundsatz des Paracelsus: »Die Dosis macht das Gift.« Und schlussendlich wird alles zu Zucker, sogar die gesunden Bio-Vollkornprodukte. Bezüglich der Menge an zugeführter Zuckerlast macht es für den Körper herzlich wenig Unterschied, ob wir unwiderstehliches, aber ungesundes weißes Baguette essen oder grobschrotiges, gesundes Vollkornbrot. Deutschland belegt übrigens seit vielen Jahren einen Spitzenplatz beim Brotessen in Europa – 2021 lag der Brotverzehr bei knapp 80 Kilogramm pro Kopf und Jahr.[72] Die grundsätzliche Verteufelung von Zucker im Rahmen einer schon fast als Kulturkampf anmutenden Moralisierung von Ernährung bringt uns an dieser Stelle also nicht weiter.

Ein *zu hoher* Zuckerkonsum kann allerdings nicht nur zu vielen Krankheiten wie Übergewicht, Leberverfettung, Diabetes, Bluthochdruck, Krebs und Arterienverkalkung beitragen, sondern auch zu einer beschleunigten Alterung sämtlicher Organe. Im Körper reagiert der Zucker auf unheilvolle Weise mit unseren Eiweißbausteinen, und dabei entstehen bestimmte schädliche Endprodukte, sogenannte AGE *(advanced glycation endproducts)*. Grundsätzlich fallen diese bei jedem von uns im Rahmen des Alterungsprozesses an, aber je mehr Zucker wir zu uns nehmen, desto mehr werden von diesen Substanzen gebildet; dies führt dann auf vielen Ebenen zu einer beschleunigten Zellalterung, übrigens nachweislich auch im Bereich der Haut.[73]

Je weniger Zucker wir essen, umso besser für uns. Die tägliche, durchschnittliche Obergrenze sollte 25 Gramm nur ausnahmsweise überschreiten. Und hier gilt es, besonders auf die versteckten Zucker zu achten, denn die werden oft gar nicht richtig wahrgenommen: (gesüßte) Fruchtjoghurts, Soßen, Smoothies, Erfrischungsgetränke jeder Art und – eine ganz große Zuckerbombe – Fruchtsäfte! Auch die im Sommer allseits beliebte Apfelsaftschorle ist nicht zu unterschätzen: Je nach Mischungsverhältnis können 0,5 Liter dieses Getränks die Obergrenze von 25 Gramm Zucker schon erreichen.

Eine Arbeitsgruppe aus China und den USA hat in einer Übersichtsarbeit versucht, die Gültigkeit aller verfügbaren Studien über den Zuckerkonsum und dessen gesundheitliche Folgen zu bewerten.[74] Die Überprüfung umfasste 73 Metaanalysen zu 8601 Artikeln. Sie stellten einen eindeutigen Zusammenhang zwischen Zuckerkonsum und 45 Erkrankungen fest. Signifikante negative Assoziationen finden sich demnach zwischen hohem Verzehr von Zucker und achtzehn endokrinen Krankheiten, darunter Diabetes, Gicht und Fettleibigkeit. Außerdem gibt es eine klare Korrelation zu zehn kardiovaskulären Krankheiten, darunter Bluthochdruck, Herzinfarkt und Schlaganfall sowie sieben Krebserkrankungen, unter anderem Brust-, Prostata- und Bauchspeicheldrüsenkarzinom. Außerdem beeinflusst hoher Zuckerkonsum zehn weitere Krankheiten, darunter Asthma, Karies und Depressionen. Deshalb raten auch die an dieser Studie beteiligten Experten, den Konsum von freiem oder zugesetztem Zucker auf unter 25 Gramm pro Tag (das sind etwa sechs Teelöffel) zu reduzieren und den Konsum von mit Zucker versetzten Getränken auf weniger als eine Portion pro Woche (etwa 0,3 Liter) zu beschränken, ein strenges, nicht leicht einzuhaltendes Reglement bei all dem versteckten Zucker in unserer Supermarkt-Ernährung!

Nur zur Klarstellung: Darunter fallen nicht die täglich aus Kohlenhydraten entstehenden Zucker, also die aus Brot, Pasta, Kartoffeln und anderen Kohlenhydraten, sondern tatsächlich nur der zusätzlich zugeführte, freie Zucker.

Lustig macht sauer

Robert H. Lustig, ein US-amerikanischer Kinderarzt und Professor für Neuroendokrinologie, hat bei der Erforschung der Auswirkungen exzessiven Zuckerkonsums, insbesondere in Form von Fruchtzucker, der in den USA als Maissirup (*high fructose corn syrup* [HFCS]) fast allen industriell erzeugten Nahrungsmitteln zugesetzt wird, wahrlich Bahnbrechendes geleistet: Er machte die Medizin auf den Zusammenhang zwischen Fruchtzucker und direkter Umwandlung in Blutfette aufmerksam. Bis dahin unterlag Fruktose als »guter Zucker für Diabetiker« einer fatalen Fehleinschätzung. Lustig wurde weithin bekannt durch sein Buch *Die bittere Wahrheit über Zucker* und den Vortrag »Sugar: The Bitter Truth«, der von Millionen Menschen bei YouTube gesehen wurde.[75] Seine Mitarbeiter und er wiesen nach, dass die Steigerung des Zuckerverbrauchs und die Zunahme von Übergewicht bei Kleinkindern und Diabetes Typ 2 weltweit in einem klaren kausalen Zusammenhang stehen.

Dennoch ist Zucker nicht gleich Zucker, es gibt verschiedenste Arten dieses chemischen Stoffes. Der bekannteste ist die Saccharose, der handelsübliche Haushaltszucker. Hierbei handelt es sich um einen Zweifachzucker, das heißt, er besteht aus zwei chemisch zusammengeschraubten Zuckerbausteinen, nämlich Glukose und Fruktose. Glukose ist gemeinhin auch als Traubenzucker bekannt; Fruktose ist der häufigste Zucker in Früchten. Ein weiterer für uns Menschen wichtiger Zweifachzucker, insbesondere am Anfang unseres Lebens, ist die Laktose – sie besteht aus Glukose und Galaktose –, der Milchzucker aus der Muttermilch; später spielt derselbe Zucker dann eine überwiegend zweifelhafte Rolle beim übermäßigen Konsum von milchhaltigen Getränken wie Cappuccino, Latte macchiato, Caramel macchiato – zunehmend im XXL-Format und mit den verschiedensten Milcharten (Sojamilch, Hafermilch et cetera), die alle furchtbar gesund klingen. Tatsächlich hat die Art der Milch aber überhaupt keinen Einfluss auf den Kaloriengehalt, und mit jedem X bei der Portionsgröße wird unsere Fettmasse weiter zunehmen – ein Caramel macchiato grande beispielsweise liefert mal eben in wenigen Schlucken 250 bis 300 Kalorien (circa 1047 bis 1257 Joule), vorausgesetzt, es wird nur einer davon getrunken. Die schlanke Urmutter aller milchhaltigen Kaffeegetränke, der Espresso macchiato, liegt im Vergleich bei nur circa 30 Kalorien (circa 126 Jule).

Stärke (überwiegend aus Mehl und Kartoffeln) enthält ebenfalls Zucker, und zwar aus vielen zusammengeklebten Glukosemolekülen. Solche Zucker nennt man deshalb auch »Polysaccharide«, das heißt Vielfachzucker. Dies ist wichtig zu wissen, denn sie schmecken im Gegensatz zu den Einfach- und Zweifachzuckern erst einmal nicht süß, also überhaupt nicht nach Zucker. Vielleicht kennt der eine oder andere folgendes Experiment: Lutscht man für kurze Zeit ein Stück Brot, dann wird es plötzlich süß, weil der Speichel den Mehrfachzucker Stärke in Einfachzucker umgewandelt hat. Kohlenhydrate werden also am Ende im Körper immer zu Zucker heruntergebrochen. Das ist eine wichtige Erkenntnis, die bereits unseren Allerjüngsten in der Schule vermittelt werden sollte.

Fruktose und Glukose sind zwar beides Einfachzucker, sozusagen also Geschwister, dabei aber sehr unterschiedlich! Fruktose hat eine höhere Süßkraft, wirkt geschmacksverstärkend und bräunt beim Backen schneller als Glukose, weshalb sie auch gern zum Aufpeppen von Backwaren verwendet wird. Fruktose hat aber biochemisch eine unangenehme Eigenschaft, sie hemmt – im Gegensatz zu Glukose – das Hormon Leptin, das für die Aussendung von wichtigen Sättigungssignalen verantwortlich ist. Und deshalb fühlen wir uns nach dem Fruktosekonsum nicht gesättigt und essen einfach weiter. Es ist belegt, dass Kinder, die Fruktose verzehren, insgesamt mehr zu sich nehmen. Außerdem führt Fruktose nicht zur Ausschüttung von Insulin. Was einst als Vorteil angesehen wurde und weshalb wir Ärzte noch bis vor zwanzig Jahren Diabetikern den Konsum von Fruktose empfohlen haben (unter anderem gab es damals die berühmte Diabetiker-Schokolade mit Fruchtzucker), hat sich wie gesagt zwischenzeitlich als ein großer Fehler herausgestellt! Denn Fruktose wird im Körper ganz anders verarbeitet als Glukose und kann bei entsprechend hoher Dosis zahlreiche Schäden anrichten.

Wir wollen uns im Folgenden einmal anschauen, was zum Beispiel 100 Kalorien (circa 419 Joule) Zucker im Körper so anrichten können. Das entspricht etwa einem 0,2-Liter-Glas frisch gepresstem Orangensaft (48 Kalorien/100 Milliliter). Der darin enthaltene Haushaltszucker besteht ja zur einen Hälfte aus Glukose und zur anderen aus Fruktose. Die Glukose im Zucker gelangt zu 80 Prozent in viele verschiedene Körperzellen, wird dort verwertet, und nur 20 Prozent davon landen in unserer Leber. Die im Saft enthaltene reine Fruktose kommt dort jedoch zu 100 Prozent an, wo sie – im Gegensatz zur Glukose – keine Insulinausschüttung auslöst: Das Gehirn erhält also kein Feedback darüber, dass der Körper sich gerade 50 Fruktose-Kalorien (etwa 209 Joule) gegönnt hat, und motiviert uns, weiter zu trinken. Die Fruktose in der Leber wird dann direkt in Fett umgewandelt.

Dabei kommt es zu einem weiteren der Medizin wohlbekannten Effekt: zur Überproduktion von Harnsäure. Wenn der Körper auf Dauer zu viel Harnsäure produziert und diese nicht ausscheidet beziehungsweise erhöhte Harnsäurespiegel vorliegen, entsteht die Gichterkrankung. Harnsäure hemmt außerdem die Bildung von Stickstoffmonoxid in den Blutgefäßen, ein segensreiches und wichtiges Molekül, das unsere Blutgefäße flexibler macht. Mit zu wenig Stickstoffmonoxid werden diese allerdings weniger beweglich, und das hat einen negativen Einfluss auf den Blutdruck: Denn hoher Fruktosekonsum erhöht ihn und führt zur Fettleber.

Fruchtzucker ist also nicht – wie oft angenommen – gesünder als Haushaltszucker! Im Gegenteil: Ärzte und Ernährungswissenschaftler wissen heute, dass zu viel Fruchtzucker ungesund ist und ganz besonders dick macht. Zu viel Fruktose fördert Übergewicht, Fettleber – übrigens im selben Maße wie Alkohol –, erhöhte Blutfette und Bluthochdruck, weil Fruktose ohne Umwege in Fett umgewandelt und gespeichert wird, die Fettverbrennung behindert, das Sättigungsgefühl blockiert und die Harnsäure erhöht.

Lange wurde die Harnsäure als Nebeneffekt der Adipositas eingestuft. Experimente deuten jedoch schon seit geraumer Zeit darauf hin, dass Harnsäure eine kausale Rolle bei der Entstehung des metabolischen Syndroms, einer Vorstufe des Diabetes, spielen könnte.[76] Man hat nämlich mit Mäusen, denen ein Gen fehlt, das dafür verantwortlich ist, dass Harnsäure über den Darm ausgeschieden wird, entsprechende Untersuchungen durchgeführt. Diese Tiere entwickeln nicht nur hohe Harnsäurespiegel, sondern bereits im Alter von sechs (!) Wochen Hypertonie, hohe Insulinspiegel, hohe Blutfette – und eine Adipositas. Und das, obwohl sie normal gefüttert worden waren.

Neben all den negativen Auswirkungen der Fruktose finden wir es fatal, dass man sie in den meisten Produkten gar nicht erwartet. Leider wird Fruktose von der Lebensmittelindustrie besonders gern eingesetzt, da sie doppelt so süß schmeckt wie Glukose, deutlich günstiger ist und geschmacksverstärkend wirkt. Deshalb finden wir sie in der Tomatensoße auf der Pizza, im Ketchup, in

Gebäck und Kuchen und in fast allen Fertigprodukten. Und natürlich – last, but not least – in Fruchtsäften und Limonaden. Das Perfide an Fruchtsäften ist übrigens, dass wir im Vergleich zum Essen von Früchten sehr viel mehr Fruktose in sehr viel kürzerer Zeit konsumieren. Salopp zusammengefasst, könnte man sagen: Isolierte Fruktose und Fruktose als Zusatz in industriell hergestellten Lebensmitteln machen fett und hungrig.

An dieser Stelle wollen wir noch einmal auf Robert H. Lustig und auf eine kurze Passage aus seinem Buch *Die bittere Wahrheit über Zucker* hinweisen.[77] Er beschreibt darin nämlich ein bezeichnendes Erlebnis: seine Begegnung mit dem sechsjährigen Juan und seiner Mutter aus dem kalifornischen Salinas im Jahr 2003. Juan sei kein gewöhnlicher Junge gewesen, sondern einer, der bereits 45 Kilogramm wog und somit »breiter als groß« war. Seine Mutter schien ob des hohen Körpergewichts ihres Sohns der Verzweiflung nahe zu sein. Auf Lustigs Frage, was der Junge denn trinke, lautete die Antwort: »Keine Limo, aber knapp vier Liter Orangensaft« – und das jeden Tag. Eine beachtliche Menge, die rein kalorienmäßig bereits für 50 Kilogramm Körperfett pro Jahr reicht! Selbstverständlich wird einiges davon auch wieder verbrannt, und der Saftkonsum hat gewiss auch eine Auswirkung auf die Menge der Nahrungszufuhr. Lustigs Rat an die Mutter lautete daraufhin dennoch, sie sollten das Obst essen, statt den Saft zu trinken. Ihre Frage, warum das WIC ihnen denn den Saft gebe, veränderte Lustigs Leben und Perspektive maßgeblich. (Das WIC ist ein Ernährungsprogramm der US-Regierung zur Unterstützung für einkommensschwache Frauen und Kinder [Special Supplemental Nutrition Program for Women, Infants, and Children].)

Weshalb aber essen wir so wahnsinnig gern Fruktose? Schon ein Blick ins Tierreich könnte uns bei der Beantwortung die-

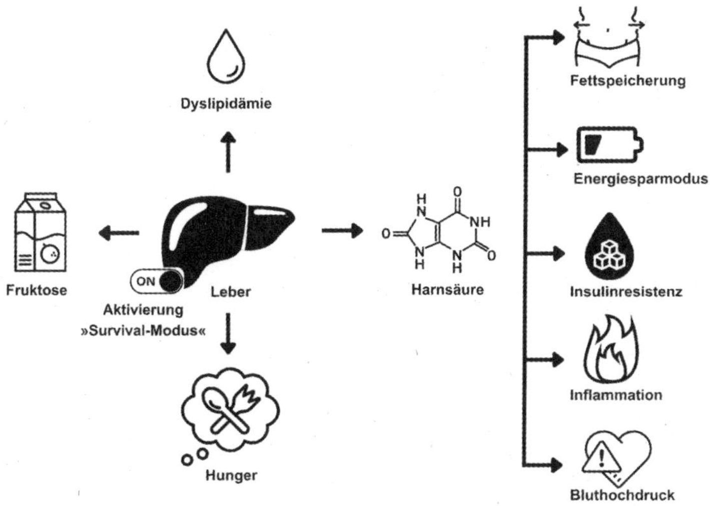

Fruktose könnte einen »Survival-Modus« aktivieren. (Quelle: modifiziert nach T. Hollstein, Deutsches Ärzteblatt, 120, 2023)

ser Frage weiterhelfen. Wir wollen hierzu mal auf Meister Petz schauen, denn Bären verzehren sich regelrecht nach Fruktose: Sie fressen sich vor dem Winterschlaf ein dickes Fettpolster an, indem sie massenhaft Beeren vertilgen, angeblich bis zu 200 000 pro Tag. Das *Deutsche Ärzteblatt* hat in einem Artikel vom 10.3.2023 beschrieben, dass US-amerikanische Wissenschaftler vermuten, Fruktose aktiviere in der Leber einen »Survival-Modus«, damit der Körper in Zeiten der Nahrungsknappheit genug Energiereserven besitze.[78] Ein Verfahren, das auch für unsere Vorfahren einen Überlebensvorteil bedeutet haben könnte, uns heutzutage aber zum Verhängnis wird. Denn, so schreibt es das *Ärzteblatt,* durch unseren übermäßigen Fruktosekonsum (vor allem durch Softdrinks) wird der »Survival-Modus« *dauerhaft* aktiviert. Mit immensen Folgen: Hungerattacken, Übergewicht, Fettstoffwechselstörungen, Diabetes mellitus, Hypertonie und einer anhaltenden Entzündungsreaktion.

Beispiele für fruktosearmes Obst (unter 5 g/100 g)[79]

Obstsorte	Fruktosegehalt (g)
Rhabarber	0,4
Limette	0,8
Brombeere	1,8
Himbeere	2,05
Sanddornbeere	1,40
Erdbeere	2,26
Zwetschge	2
Aprikose	0,9
Holunder	3,1
Preiselbeere	2,9
Johannisbeere	2,49
Papaya	2,45
Zitrone	1,3
Grapefruit	2,1
Pfirsich	1,3
Heidelbeere	3,3
Quitte	4,1
Stachelbeere	3,3
Sauerkirsche	3,9
Mandarine	1,3

Welches Obst hat aber nun wenig Fruchtzucker? Eine konkrete Antwort auf diese Frage liefert der Bundeslebensmittelschlüssel (BLS) des Bundesministeriums für Ernährung und Landwirtschaft. Der BLS ist die nationale Nährstoffdatenbank der Bundesrepublik Deutschland und enthält die Rohdaten aller fast 15 000 Lebensmittel, die in der Datenbank enthalten sind. Leider ist dieser nicht kostenlos nutzbar, sondern auch bei wissenschaftlicher oder privater nicht gewerblicher Nutzung sind Lizenzgebühren zu entrichten. Wer spezifisch für bestimmte Lebensmittel eine Nährwertangabe sucht, kann diese aber beispielweise auch auf der Internetseite des Deutschen Ernährungsberatungs- und Informationsnetzes finden (www.ernaehrung.de). Dieses greift auf die Daten des Bundeslebensmittelschlüssels zurück.

Geliebt, gehasst, geächtet: Zuckerersatz- und Süßstoffe

Da der gewöhnliche, schon fast vulgär anmutende weiße Haushaltszucker in ernährungsbewussten Kreisen seit Jahren geradezu ein No-Go ist, bedienen sich soziale Netzwerker und Influencer stattdessen beispielsweise des Agavendicksafts, des Dattel-, des Ahornsirups oder des guten, alten Honigs. Diese Alternativen klingen tatsächlich erst einmal sehr gesund und natürlich. Leider sind die meisten dieser angeblich so heilvollen Alternativen auch wieder nur Zucker, und zwar noch ungesünderer Art. Zum Beispiel bestehen Agavendicksaft und Dattelsirup fast hauptsächlich aus Fruktose. Und diese führt, wie soeben dargelegt, zu Leberverfettung und fördert die Entstehung von Bauchfett. Auch Honig, immer noch ein beliebter, als gesund geltender Zuckerersatz, ist nicht wirklich uneingeschränkt zu empfehlen, denn außer Glukose findet sich auch darin relativ viel Fruktose. Andere schwören auf Ahornsirup; der besteht jedoch fast ausschließlich aus weißem Haushaltszucker, sodass dies überhaupt keinen Unterschied macht. Wie sieht es aber nun aus mit den sogenannten Zuckerersatzstoffen *(non-sugar sweeteners)*? Das sind Substanzen wie Acesulfam, Aspartam, Advantam, Cyclamat, Neotam, Saccharin, Sucralose, Stevia und Stevia-Abkömmlinge. Ihre Süßkraft wird übrigens immer auf Saccharose bezogen, also Haushaltszucker, der die Süßkraft 1 hat.

Von den aufgezählten Süßstoffen ist Saccharin der älteste. Er wurde im Jahr1878 von den Chemikern Constantin Fahlberg (1850–1910) und Ira Remsen (1846–1927) an der Johns Hopkins University (USA) entdeckt; die Markteinführung war 1885. Da Saccharin Anfang der 1900er-Jahre zunehmend dem Zucker Konkurrenz machte, wurde es auf Druck der Zuckerindustrie in verschiedenen Staaten zeitweise unter Apothekenzwang, also quasi Rezeptpflicht gestellt, sodass Saccharin nur noch gegen ein ärztliches Attest (zum Beispiel für Diabetiker) erhältlich war. Historisch der Zweitgeborene war der Süßstoff Cyclamat: 1937 zufällig entdeckt – wie so viele Arzneistoffe – bei der Suche nach einem fiebersenkenden Medikament.

Süßstoffe sind entweder synthetische, künstlich hergestellte oder natürliche, in der Natur vorkommende Zuckerersatzstoffe. Ihr Einsatz hat in den letzten Jahren massiv zugenommen. Mythen und Märchen sowie allgemeine Verunsicherung gibt es zu diesen Stoffen reichlich. Für Heißhungerattacken, Erhöhungen des Insulinspiegels, negative Veränderungen des Darm-Mikrobioms, Gewichtszunahme, Förderung von Krebs- und Herz-Kreislauf-Erkrankungen bis hin zu Erbgutschädigungen sollen sie verantwortlich sein – und das, obwohl renommierte Fachgesellschaften wie die Europäische Behörde für Lebensmittelsicherheit bereits im Jahr 2011 betont haben, dass kalorienfreie Süßstoffe und Stevia-Extrakte den Konsum von Zucker reduzieren und deshalb günstige Effekte auf Blutzuckerwerte, Gewicht und kardiovaskuläre Erkrankungen haben.[80]

Auch die Weltgesundheitsorganisation WHO hat im Rahmen einer Metaanalyse ein internationales Forscherteam damit beauftragt, die relevantesten verfügbaren Studien zum Thema Süßstoffe auszuwerten.[81] Das Vorurteil, dass sie Auslöser von Hunger- und Fressattacken seien, konnte in diesen von der WHO geprüften Daten nicht belegt werden. Viele hochkarätige Arbeiten kommen zu dem Ergebnis, dass Süßstoffe zu einer Reduktion des Gewichtes führen.

Ebenso sind die Aussagen zum Einfluss auf das Darm-Mikrobiom mit größter Vorsicht zu genießen, denn die Studien, die einen negativen Effekt nachgewiesen haben, verwendeten teilweise völlig unrealistische Mengen an Süßstoffen im Rahmen von tierexperimentellen Arbeiten. Untersuchungen an Menschen, die normale Dosierungen zu sich genommen hatten, zeigten bisher keine Veränderung des Darm-Mikrobioms. Reißerische Einzelmeldungen mit hohem Verunsicherungsfaktor wie aktuell über den Süßstoff Sucralose, der angeblich Erbgutschäden verursacht, kann man nur als hochgradig unverantwortlich bewerten, denn bei der als Beweis herangezogenen Arbeit zur Sucralose beispielsweise handelt es sich um einen der am wenigsten aussagenkräftigen Studientypen überhaupt, nämlich um eine sogenannte In-vitro-Studie; bei solchen Studien wird im Reagenzglas oder in der Petrischale die zu prüfende Substanz in – für den menschlichen Konsum – unrealistisch hohen Mengen auf die Zellkulturen gegeben. Solche in der Folge dann toxischen Effekte kann man übrigens auch mit den gesündesten Substanzen wie Vitamin C erzielen, indem man sie einfach nur entsprechend hoch dosiert einsetzt.[82]

Die Weltgesundheitsorganisation WHO hat im Rahmen einer Metaanalyse ein internationales Forscherteam damit beauftragt, die relevantesten, verfügbaren Studien zum Thema »Süßstoffe« auszuwerten.[83] Zusammenfassend kommt sie zu dem Ergebnis, dass durch den Umstieg auf Süßstoffe zwar nicht die ganz große Gewichtsreduktion zu verzeichnen sei, dennoch seien sie eine gute Alternative für Menschen, die nicht ad hoc und sofort auf süße Getränke und Nahrungsmittel verzichten könnten, und deshalb würden sie durchaus helfen, abzunehmen oder zumindest nicht weiter zuzunehmen. Allerdings ist die Stellungnahme der WHO auch wiederum nicht so eindeutig, wie wir es uns wünschen würden, denn sie warnt andererseits auch vor ihrem langfristigen Einsatz aufgrund des angeblich höheren Risikos für Diabetes und Herz-Kreislauf-Erkrankungen sowie der Gefahr von Gewichtszunahme.

Insgesamt ist die Situation sowohl für uns Mediziner und erst recht für alle Nichtmediziner leider weiterhin etwas unbefriedigend, wenn wir uns allein darauf verlassen. Wir haben es bei der Stellungnahme der WHO mit einem gewissen Sowohl-als-auch, einem Teils-teils, zu tun. Um die Aussage noch einmal auf den Punkt zu bringen: Langfristiger Konsum von Süßstoffen sei bedenklich, ihr kurzfristiger Einsatz sei durchaus hilfreich und wirkungsvoll. Das ist nicht plausibel. Der renommierte amerikanische Adipositas-Arzt Spencer Nadolsky hat seinem diesbezüglichen Unverständnis auf Social Media kurz und knackig Luft gemacht: »Sehen Sie sich aber das an: RCT-Vorteile … dann verwenden sie die Kohortendaten, um ihre Empfehlung abzugeben. C'mon.« Er will damit sagen, dass die hochwertigen randomisierten kontrollierten Studien (*randomized controlled trials* [RCT]), die langfristig positive Effekte gesehen haben, von der WHO in ihrer

Empfehlung nicht angemessen berücksichtigt wurden. Stattdessen verwendete man die Daten aus (»schlechten«) Kohortenstudien. Letztere können niemals einen kausalen Zusammenhang von Exposition und Erkrankung beweisen, sondern stellen lediglich eine beobachtete Assoziation dar – und die ist mit einer extremen Unschärfe behaftet! Nur Metaanalysen randomisierter klinischer Studien haben den Evidenzgrad erster Güte. Das Vorgehen der WHO in Bezug auf die Risikoevaluierung von Süßstoffen kann man in diesem Falle also wohl tatsächlich nur mit einem »C'mon« (»Komm schon …«) kommentieren.

Nun muss man beim Thema Studien einige grundlegende Dinge wissen: In der Medizin gibt es sehr viele unterschiedliche Typen von Studien von recht unterschiedlicher Qualität. Von »sehr gut« bis »mangelhaft« und »ungenügend« ist sozusagen alles dabei. Der Einfluss von Bestandteilen der Ernährung auf unsere Gesundheit ist besonders schwer in seiner Kausalität nachzuweisen. Die einzigen Studien, die annähernd geeignet sind, dies zu leisten, sind ebendie oben erwähnten vom Typ RCT. Es handelt sich hierbei um prospektive, genauestens konzipierte, also geplante und durchdachte, in die Zukunft gerichtete Studien, die den Effekt eines Nahrungsmittels oder Medikaments messen, indem sie die zu prüfenden Studiengruppen einer sogenannten Randomisierung, das heißt einer strengen Zufallsverteilung, unterordnen. Dabei wissen weder die zu Untersuchenden noch die Untersucher, wer das wahre (Verum) und wer das Scheinmedikament (Placebo) erhält (lat. *verum* [das Wahre]; *placebo* [ich werde gefallen]). Solche Studien sind extrem hochwertig, aber auch sehr kostenintensiv, und sie benötigen eine große Zahl an Teilnehmern. Obwohl am Ende keine Studie zu 100 Prozent in der Lage ist, wirkliche Kausalität zu beweisen, kommt die sogenannte RCT-Studie diesem Anspruch am nächsten. Die meisten zu Süßstoffen durchgeführten Studien erfüllen leider diese Kriterien nicht. Umso weniger erschließt es sich, warum die WHO – wie oben bereits erwähnt – auf die vorhandenen, hochwertigen Studien nicht zurückgegriffen hat.

Zuckerersatzstoffe gehören selbstredend nicht zu unserer natürlichen Nahrung, und auch sie sollten möglichst zurückhaltend konsumiert werden. Um aber generell Kalorien zu sparen und Menschen mit einem hohen Konsum an Süßem zu helfen, ihren Zuckerkonsum zu reduzieren, können sie ein hilfreiches Mittel darstellen. Aus medizinischer Sicht gibt es – trotz der vielen Horrormeldungen – meines Erachtens keine Bedenken gegen ihre moderate Anwendung. Langfristiges Ziel muss es dennoch sein, unser Belohnungszentrum im Gehirn und unsere Rezeptoren für Zuckermoleküle wieder so zu sensibilisieren, dass wir auch geringste Konzentrationen an Süßem – dabei ist es egal, ob die Süße aus Zucker oder Süßstoff kommt – wieder als süß erkennen und schmecken. Denn mit unserem übermäßigen Zuckerkonsum haben wir unser »Sinnesorgan für Süßes« ziemlich plattgemacht, vergleichbar mit einem anderen Sinnesorgan, unseren Ohren, die unter Dauerlärm taub werden.

Hiermit kriegen wir's gebacken

Zwei Zuckerersatzstoffe, die gut zum Backen geeignet sind, heißen Xylit und Erythrit. Erythrit hat positive Effekte auf die Mundflora und kann dadurch dazu beitragen, Karies zu reduzieren; nach dem Genuss von Erythrit finden sich weniger Karies auslösende Bakterien in der Mundflora, weshalb man diesen Süßstoff auch gern Zahnpasten und Mundspülungen zufügt. Erythrit hat null Kalorien und eine ähnliche Schwere beziehungsweise Masse wie Haushaltszucker, dies ist wichtig bei der Zubereitung von Kuchenteig, um eine vergleichbare Schwere des Teigs zu erreichen. Die Lebensmittelindustrie benutzt dieses Süßungsmittel gern als Zuckeraustauschstoff, auch unter dem Namen E 968. Die Süßkraft von Erythrit entspricht zu 60 Prozent der von Glukose, weshalb man an Gewicht entsprechend mehr verwenden muss, um dieselbe Süßkraft wie die von Zucker zu erreichen. Man kann aber auch einfach dieselbe Grammzahl wie die für Zucker empfohlene benutzen – und sich auf diese Weise schon einmal an weniger Süße gewöhnen.

Der Zuckerersatzstoff Xylit (E 967), auch »Birkenzucker« genannt, ist ein Zuckeralkohol, der in geringen Mengen in Früchten sowie in der Rinde bestimmter Holzarten wie der Birke enthalten ist. Manche empfinden diesen Zuckerersatzstoff deshalb quasi als natürlich.

Die industrielle Herstellung von Xylit ist leider sehr aufwendig, weshalb das Produkt im Vergleich zu anderen deutlich teurer ist. Xylit hat etwa 40 Prozent weniger Kalorien als Haushaltszucker und ist bezüglich seiner Masse und Süßkraft dem Haushaltszucker vergleichbar.

Denn unsere hormonellen Signalwege funktionieren wie ein empfindliches »hormonelles Hörorgan«. Wenn wir ständig mit Lärm geflutet werden, also mit ganz viel Süßem, wird es irgendwann taub. Deshalb müssen unser Gehirn und unsere Zellen wieder so umprogrammiert werden, dass wir eine hohe Dichte an Süßem – also lauten Signalen – wieder als laut und ungesund empfinden. »Systematische (De-)Sensibilisierung für süße Nahrungsmitteln« sind die Zauberworte; dies erreichen wir, indem wir einfach immer weniger von ihnen zu uns nehmen, damit wir die ganz leisen Töne wieder hören können. Dazu gehört auch, den Körper vermehrt mit natürlichen Bitterstoffen zu konfrontieren, um die Sensibilität für Süßes zu steigern.

Also: Statt gesüßte Getränke zu uns zu nehmen, sollte man auf Wasser und ungesüßte Tees umsteigen. Und mit diesen Prinzipien der gesunden Ernährung beginnt man möglichst schon von klein auf: Wir lassen gar nicht erst zu, dass unsere Kinder sich an Süßes gewöhnen und sie in den beschriebenen Teufelskreis eintreten können. Das heißt: Wasser, Wasser und noch mal Wasser. Fruchtsäfte und gesüßte Getränke (egal, ob mit Zucker oder Süßstoffen) sollten die Ausnahme sein! Der Ersatz von freiem Zucker trägt auf lange Sicht nicht zur Gewichtskontrolle bei. Die Menschen müssen andere Möglichkeiten in Betracht ziehen, die Aufnahme von freiem Zucker zu reduzieren, zum Beispiel den Verzehr von Lebensmitteln mit natürlich vorkommendem Zucker wie Obst oder ungesüßten Lebensmitteln und Getränken.

ÜBERGEWICHT UND ALKOHOL: EINE UNHEILIGE ALLIANZ

Alkohol schadet dem Stoffwechsel

Ein Gläschen in Ehren kann keiner verwehren. Oder doch? Nein, verwehren wird sich das Gläschen wohl niemand. Und auch wir gönnen jedem ebendas *eine* Gläschen. Aber Vorsicht, wenn es mehr wird, denn Alkohol ist Gift für unsere Zellen, und zwar jeder Tropfen! Seine toxischen Effekte wirken sich auf alle Körperzellen aus und können bei übermäßigem Konsum verheerenden Schaden anrichten: physisch, psychisch und sozial.[84]

Man unterscheidet hier zwischen kurz- und langfristigen Risiken. Die wichtigsten sind zur mahnenden Erinnerung für uns alle noch einmal in der Übersicht aufgelistet.

Risiken des Alkoholkonsums

Kurzfristig	Langfristig
Unfälle jeder Art (Verkehrsunfälle, Stürze, Ertrinken und Verbrennungen) Gewaltverbrechen inklusive Tötungsdelikten, Suizid, sexuelle Übergriffe und Gewalt gegen den Partner Alkoholvergiftung Riskante Sexualpraktiken Unbeabsichtigte Schwangerschaften Sexuell übertragbare Krankheiten Fehl- und Totgeburten	Hoher Blutdruck, Herzerkrankungen, Schlaganfall, Lebererkrankungen Krebserkrankungen der Brust, des Magen-Darm-Trakts, der Leber und des gesamten Rachenraums Schwächung des Immunsystems und erhöhte Infektneigung für sämtliche Krankheiten Lern- und Gedächtnisstörungen, schlechte Lernleistungen und (vorzeitige) Demenz Depression, Angststörungen Schwere soziale Probleme: familiär und im beruflichen Umfeld

Und damit noch längst nicht genug: Alkohol ist eine wahre Kalorienbombe, die meist komplett unterschätzt wird. Es gibt zahlreiche Studien, die belegen, dass bereits geringe Mengen Alkohol eine Zunahme des Körpergewichts begünstigen.[85] Das liegt daran, dass 1 Gramm reiner Alkohol 7 Kalorien oder 29,31 Joule enthält. Das sind nahezu doppelt so viele wie in 1 Gramm Zucker (4 Kalorien [16,75 Joule]) oder Eiweiß und fast so viele wie in 1 Gramm Fett. Man muss folglich kein Alkoholiker sein, um zusätzlich zur Nahrung eine erhebliche Menge an Kalorien über alkoholische Getränke aufzunehmen.

Alkoholgehalt in Getränken (Auswahl)

Getränk	Inhalt	Vol.-%	Menge	Kalorien/Joule
Bier	0,3 l	5	12 g	126/527,5
Biermixgetränk	0,33 l	2,5	7 g	135/565,2
Spirituosen-Mixgetränk	0,275 l	5,5	12 g	200/837,4
Wein, Sekt	0,125 l	11	11	100/418,7
Apfelschorle	0,25	0	0	63/682,5
Mineralwasser	0,25	0	0	0

Die Circa-Werte dienen der Orientierung und können je nach Produkt abweichen (Quelle: modifiziert nach BZgA).

Alkohol hat zwei weitere lästige Effekte auf unseren Stoffwechsel, ernährungstechnisch haben wir es nämlich mit einem Paradox zu tun: Alkohol enthält – in schnell und leicht zu konsumierender Trinkform – viele Kalorien, aber trotzdem werden wir schon nach geringen zugefügten Mengen wieder hungrig. Das liegt daran, dass bestimmte Gehirnareale, die den Appetit anregen, stimuliert werden.

Hinzu kommen die relativ großen Mengen an Zucker, die in alkoholischen Getränken enthalten sind. Ganz besonders betroffen sind hier Biertrinker, da Bier viel Malzzucker enthält. Allerdings hat sich die Situation auch für Weintrinker in den letzten Jahren deutlich verschlechtert: Selbst teure Weine werden immer problematischer, da Alkohol- und Zuckergehalt kontinuierlich zunehmen.

Glyx gehabt?

Wie für alle kohlenhydrathaltigen Lebensmittel gibt es auch für alkoholische Getränke den bereits erwähnten glykämischen Index (GI) oder »Glyx« als Parameter dafür, wie stark der Blutzuckerpegel nach besagtem »Gläschen in Ehren« in die Höhe schnellt. Wir erinnern uns: Je höher der GI, desto höher sind im Anschluss unsere Insulin- und Blutzuckerspiegel; und auf einen schnellen Zuckeranstieg im Blut folgt nach ein bis zwei Stunden ein jäher Abfall. Dieser erzeugt wie gesagt erneut Heißhunger und setzt auf solche Weise einen kleinen Teufelskreis in Gang.

Zu den Getränken mit besonders hohen GI-Werten zählen Alcopops, Cocktails, Bier, Gin Tonic und die »süffigen« Weine. Und selbst der ehemals für seine Trockenheit bekannte Champagner wird zunehmend mit Zucker aufgepeppt, in besonderer Weise für den amerikanischen Markt. Allerdings beobachten wir auch gleichzeitig einen als positiv zu bewertenden Gegentrend: Es gibt nämlich ein immer größer werdendes Angebot an sogenannten Brut-Nature-Champagnern. Diesen Edelbrausen wird kein zusätzlicher Zucker zugesetzt, weshalb man im Französischen auch von *zéro dosage* spricht. Sie enthalten also lediglich den nach der Gärung üblichen Restzucker aus der Weintraube. Blickt man aus Kaloriensicht auf diese Champagner, so sind sie deutlich besser zu bewerten als die Standardvariante.

Am Ende entscheidet – wie so oft – die Menge über das Gift. Wer nun aber unter Übergewicht leidet und einfach nicht abnimmt, der möge sowohl das Feierabendbier als auch das wöchentliche Cocktail-Schlürfen auf der Partymeile oder das allabendliche Gläschen »Rebensaft« noch einmal überdenken.

Übrigens: Unter Abnehmmedikamenten wie Metformin und GLP-1-Agonisten kann als positiver Begleiteffekt eine geringere

Lust auf Alkohol beobachtet werden. Unter Laborbedingungen alkoholabhängige Mäuse wurden mit Semaglutid oder Placebo behandelt. Mit Ersterem konnte sowohl bei männlichen als auch bei weiblichen Tieren der Konsum um etwa die Hälfte reduziert werden. Zudem fand unter Semaglutid deutlich weniger Alkoholkonsum in Verbindung mit Rückfällen statt.[86] Klinische Studien am Menschen stehen jedoch aktuell noch aus. Tatsächlich berichten Patienten häufig, dass sie kein Verlangen nach Alkohol mehr verspüren. Semaglutid könnte also möglicherweise zukünftig auch bei Menschen nach C2-Abusus, wie es unter Ärzten heißt, eingesetzt werden.

GUTE FETTE – SCHLECHTE FETTE

Fett macht fett und ist schlecht für die Gesundheit? Weit gefehlt! Fette haben einen üblen Ruf, obwohl sie als Grundnährstoffe für unser Überleben unverzichtbar sind. Ungesund wird es dann, wenn wir zu viel davon essen, und zwar von den falschen. Dabei hat sich allgemein herumgesprochen, dass es »gute« und »schlechte« Fette gibt. Die Rede ist von gesättigten sowie ungesättigten Fettsäuren und Transfetten.

Was aber sind denn nun »gute« und »schlechte« Fette? Dazu erst einmal vorweg ein bisschen Chemie: Die Bezeichnung »gesättigt« oder »ungesättigt« hängt einfach mit der Art der chemischen Bindungen zusammen. Fettsäuren bestehen aus Ketten von bis zu 26 Kohlenstoffatomen, die durch einfache oder doppelte Bindungen chemisch verknüpft sind. Gesättigte Fettsäuren haben keine Doppelbindungen, sie sind, biochemisch betrachtet, ein wenig wie ungebundene, riskante Hasardeure. Ungesättigte Fettsäuren hingegen haben eine oder sogar mehrere bis viele Doppelbindungen. Mehr muss man dazu hier auch gar nicht wissen.

Ungesunde Fette, die viele gesättigte Fettsäuren enthalten, also solche ohne Doppelbindungen, findet man überwiegend in tierischen Lebensmitteln, zum Beispiel Fleisch und Wurst. Häufig erkennt man sie daran, dass sie fest und nicht flüssig sind. Hierzu gehören Butter, Sahne, Käse, Bratfette, auch Kokosfett – eine Ausnahme, obwohl pflanzlich –, und industriell verarbeitete Lebensmittel. Sie alle führen zu einem relativ starken Anstieg des Cholesterinspiegels. Dabei handelt es sich wiederum grundsätzlich um ein wichtiges Fett und einen Baustein für die Zellen in unserem Blut, nur eben nicht, wenn wir zu viel davon zu uns nehmen.

Mit »guten« Fetten sind meist ungesättigte Fettsäuren gemeint. Sie werden unterteilt in einfach und mehrfach ungesättigte. Erstere sind flüssig und kommen in pflanzlichen Ölen vor, etwa Oliven- oder Rapsöl. Weil der Körper sie selbst herstellen kann, bezeichnet man sie als »nichtessenziell«, im Gegensatz zu den mehrfach ungesättigten essenziellen Fettsäuren. Da der Körper sie eben nicht selbst produzieren kann, ist es wichtig, sie mit der Nahrung aufzunehmen. Eine von den vielen, wichtigen mehrfach ungesättigten Fettsäuren ist die Alpha-Linolensäure, eine Omega-3-Fettsäure, sowie die Linolsäure, eine Omega-6-Fettsäure. Amerikanische Forscher fanden heraus, dass die Höhe der Omega-3-Spiegel eines Menschen ein guter Marker zur Einschätzung seiner Lebenserwartung ist.[87]

Das klingt erst einmal etwas unglaubwürdig und nach dem üblichen Eye-Catcher-Schlagzeilenjargon. Aber die Daten stammen aus der hochseriösen sogenannten Framingham-Herzstudie.[88] Die Aussagekraft der Höhe des Omega-3-Spiegels in Bezug auf die zu erwartende Lebenszeit sei demnach ähnlich hoch wie der Raucherstatus eines Menschen. Spätestens an dieser Stelle ist das Interesse geweckt.

Die Framingham-Studie ist eine der am längsten laufenden Studien der Welt. Sie wurde im Jahr 1948 in Framingham (Massachusetts) gestartet und hatte das Ziel, Ursachen und Risiken der Arteriosklerose in der Bevölkerung aufzudecken. Mittlerweile befindet sich die Studie quasi in der dritten Generation. Die Ergebnisse führten 1998 zur Entwicklung des Framingham Risk Score, eines auf acht Risikofaktoren basierenden Index zur Ermittlung des Arterioskleroserisikos eines Menschen. Die hier aufgeführten Risikofaktoren sind: Alter, Geschlecht, Raucherstatus, Bluthochdruck, Diabetes, systolischer Blutdruck, Gesamtcholesterin und HDL-Cholesterin. Dieser Score dient dazu, das Zehn-Jahres-Risiko einer koronaren Herzerkrankung vorherzusagen.

Das geringste Risiko für einen frühzeitigen Tod besteht bei hohem Omega-3-Index; das ist nichts anderes als ein Zahlenquotient, der – in den roten Blutkörperchen – das Verhältnis der wichtigen Omega-3-Fettsäuren Docosahexaensäure und Eicosapentaensäure zueinander misst. Laut Studie war die Wahrscheinlichkeit, während der Nachbeobachtungzeit zu versterben, bei den Personen mit den höchsten Omega-3-Spiegeln um 33 Prozent geringer als bei denen mit dem niedrigsten Omega-3-Index. Die meisten Menschen in Amerika haben einen sehr niedrigen Omega-3-Index. Hohe Lebenserwartungen finden sich in Ländern mit hohem Omega-3-Index wie beispielsweise Japan oder Ländern des Mittelmeerraumes, wo viel Fisch gegessen wird, denn sehr viele Omega-3-Fettsäuren finden sich in Meeresfischen, die höchsten Spiegel übrigens in Hering, Makrele, Sardine, Lachs, Thunfisch und – wenn auch kein Fisch, so doch ein Meeresbewohner – Hummer. Gute pflanzliche Quellen für

Omega-3-Fettsäuren sind beispielsweise Raps- und Leinöl. Nüsse enthalten keine EPA (eine Omega-3-Fettsäure), dafür aber große Mengen an Alpha-Linolensäure, die der Körper in EPA umwandeln kann. Olivenöl hingegen hat – entgegen der weitverbreiteten Meinung – kaum Omega-3-Fettsäuren. Und noch ein interessantes Detail zu den Omega-6-Fettsäuren: Diese gelten, im Übermaß zugeführt, als ein – moderater – Risikofaktor für Entzündungen und bestimmte chronische Schmerzzustände. Das konnte man anhand von Hautproben von Typ-2-Diabetikern mit neuropathischen Schmerzen nachweisen.[89] Ein optimales Verhältnis von Omega-6- zu Omega-3-Fettsäuren sollte laut WHO bei 2 zu 1 bis 5 zu 1 liegen, idealerweise bei 1 zu 1. Omega-6-Fettsäuren kommen in pflanzlichen Ölen wie Sonnenblumen-, Soja- und Distelöl, in rotem Fleisch und in Milchprodukten vor. Aufgrund seines hohen Omega-6-Anteils rät man in neuerer Zeit deshalb nicht mehr zum Sonnenblumenöl, sondern eher zum Rapsöl. Der typisch westliche Ernährungsstil mit viel rotem Fleisch und Milchprodukten ist ein Risikofaktor für hohe Omega-6-Spiegel.

Und last, but not least ein paar wichtige Worte zu den sogenannten Transfetten. Das sind die schlechtesten Fette überhaupt. Sie werden auch als »gehärtete Fette« bezeichnet und finden sich in einigen Margarinesorten, in Frittiertem, in Chips und in praktisch allen industriell aufbereiteten Nahrungsmitteln. Außerdem kann man sie – meist ungewollt – auch selbst erzeugen, indem man hitzeempfindliche, ungesättigte Fette wie Pflanzenöle beim Braten zu stark erhitzt. Transfette wirken übrigens appetitsteigernd, was einer von mehreren Gründen dafür ist, dass wir alle immer wieder in die Chipstüte greifen müssen. Sie gehören also definitiv zu den bösen Jungs der schädlichen, kalorienverdichteten, hochaufbereiteten Nahrungsmittel.

Cholesterin

Cholesterin, eines von vielen Blutfetten, ist ein lebenswichtiger Baustoff für Zellmembranen, das sind die das Zellinnere umgebenden Hüllen, die die Zellen zusammenhalten. Cholesterin ist außerdem eine wichtige Ausgangssubstanz für verschiedene Hormone. Grundsätzlich gilt: Je mehr Fett wir in uns haben, umso mehr wandert davon auch in unser Blut. Die Höhe unserer Cholesterinspiegel ist fast ausschließlich abhängig von unseren Genen. Darüber hinaus kann Übergewichtigkeit und Adipositas zu einer gewissen Steigerung der Blut-Cholesterinspiegel führen. Wenn wir abnehmen, sinken unsere Cholesterinspiegel jedoch wieder.

»Gutes« und »schlechtes« Cholesterin

Die mittlerweile fester Bestandteil des Sprachguts gewordenen Begriffe »gutes« und »schlechtes« Cholesterin entstammen einer alten Zeit und sind nicht mehr zielführend, denn mittlerweile kennt die Medizin sehr viel mehr – potenziell gefährlichere – Blutfette und Unterfamilien von Blutfetten und Lipoproteinen, wie beispielsweise das Lp(a) (Lipoprotein[a]).[90] Bei diesem Lipoprotein handelt es sich um eine monogenetische Variante, die mit einem extrem hohen Arterioskleroserisiko einhergeht.[91] Grundsätzlich gilt: Über lange Zeit erhöhte Cholesterinwerte eines bestimmten Phänotyps – insbesondere in Kombination mit weiteren ungünstigen Lipoproteinfaktoren – fördern mit hoher Wahrscheinlichkeit die Ausbildung arteriosklerotischer Ablagerungen in den Blutgefäßen. Das Gefäß wird dadurch zunehmend enger, und es kommt zu Einschränkungen der Durchblutung bis hin zum Gefäßverschluss, im schlimmsten Fall kann das zu Herzinfarkt oder Schlaganfall führen. Dies ist jedoch eher eine statistische Aussage, denn nicht jeder Mensch mit erhöhten Cholesterinwerten wird automatisch krank. Es hängt entscheidend von den vielen Unterfamilien der Blutfette ab (Lipoprotein-Subprofil), die wiederum erblich verankert sind.

Nun ist von dem gesamten großen Lipoprotein-Molekül das im Inneren desselben befindliche Cholesterin-Molekül der am wenigsten gefährliche Teil. HDL-Cholesterine sind verpackt in einem großen Apolipoprotein namens »Apolipoprotein A« (kurz apoA), während LDL-Cholesterine von einem Molekül namens »Apolipoprotein B« (kurz ApoB) umschlossen sind.

Das Ganze klingt jetzt erst einmal ziemlich technisch und irrelevant, ist es aber nicht, denn hier liegt die Ursache der Arteriosklerose begraben. Jedes einzelne Lipoprotein-Molekül, das entscheidend zur Arteriosklerose beiträgt, trägt nämlich auf seiner Oberfläche die ApoB-Signatur. Die Höhe dieser ApoB-Spiegel ist genetisch programmiert und hat – wie gesagt – nichts mit der Menge an Cholesterin zu tun, die wir über die Nahrung aufnehmen. Die Zahl der in Ihrem Blut zirkulierenden ApoB-Partikel ist viel bedeutsamer als die Höhe Ihres Cholesterinspiegels, da es genau diese Partikel sind, die – bei jahrelanger Exposition – sich in dem sogenannten subendothelialen Raum (das ist der Raum unterhalb der Auskleidung des Blutgefäßes) einnisten, dort oxidieren, zusammenklumpen und das Gefäß schließlich zur Verkalkung und Verengung bringen. Solche über lange Zeit – bei unbehandelten Menschen lebenslang – erhöhten Lipoproteinwerte fördern die Ausbildung arteriosklerotischer Ablagerungen in den Blutgefäßen; und dabei handelt es sich um einen schleichenden, stillen, aber heimtückischen Prozess, der bereits im Jugendalter

(Sie haben richtig gelesen!) einsetzt. Die betroffenen Blutgefäße, insbesondere die Herzkranzgefäße, werden dadurch zunehmend enger, und es kommt zu Einschränkungen der Durchblutung bis hin zum Gefäßverschluss, im schlimmsten Fall zum Herzinfarkt mit plötzlichem Herztod.

Es gibt ein noch tödlicheres Lipoprotein, das Lipoprotein(a), abgekürzt Lp(a) – nicht zu verwechseln mit dem Apolipoprotein-A, welches das HDL-Cholesterin ummantelt und harmlos ist. Dieses genetisch erworbene Lipoprotein(a) gehört zu den gefährlichsten Lipoproteinen überhaupt; es lässt sich medikamentös bis dato so gut wie nicht senken. Eine gewisse Senkung ist lediglich möglich durch extrem teure Medikamente aus der Gruppe der PCSK-9-Hemmer, die insbesondere für Menschen eingesetzt werden, die unter einer Statinunverträglichkeit leiden. Patienten mit hohem Lipoprotein(a) bedürfen radikaler Senkungen des LDL-Cholesterin-Spiegels und des Apolipoprotein-B-Spiegels. Dies erfolgt in der Regel durch den Einsatz entsprechend hoch dosierter Statine, das sind moderne Cholesterinsenker, deren Ruf übrigens – völlig zu Unrecht – ähnlich zweifelhaft ist wie der des Cholesterins.

Risikofaktoren

Aber wie gesagt: Nicht jeder Mensch mit erhöhten Cholesterinwerten wird automatisch krank. Das hängt ganz entscheidend auch von der Genetik in seiner Familie ab (Verwandte ersten Grades mit Herzinfarkt und Schlaganfall sind ein gewichtiger Risikofaktor) und davon, welche Unterfamilien der Blutfette (Lipoprotein-Subprofil) bei ihm vertreten sind. Und natürlich sind Lifestyle-Einflüsse wie Übergewicht, sitzender Lebensstil und Rauchen mehr oder weniger schwer ins Gewicht fallende, zusätzliche Risikofaktoren.

Herz-Kreislauf-Erkrankungen aufgrund von Fettstoffwechselstörungen werden im medizinischen Screening immer noch viel zu wenig ernst genommen, was man daran erkennen kann, dass die meisten Menschen nur auf LDL-(»schlechtes«) und HDL-Cholesterin (»gutes Cholesterin«) untersucht werden. Das erinnert mich an einen zugegebenermaßen zynischen und makabren Medizinerwitz, der früher während meines Studiums kursierte: Woran erkennt man, dass der Patient eine Herzerkrankung hat? Die Antwort: »Daran, dass er gerade daran gestorben ist.« Nun, so weit muss es nicht kommen: Wir sollten Menschen dringend auf solche Risikofaktoren untersuchen, die das Herz in Gefahr bringen. Eine gute Nachricht sei hier vorweggenommen: Es ist entgegen der noch immer weitverbreiteten Meinung relativ unerheblich, wie viel Cholesterin mit der Nahrung aufgenommen wird, das meiste wird ohnehin wieder ausgeschieden. Nach althergebrachter, stark vereinfachter Meinung führt das Essen von cholesterinreicher Nahrung zu einer »Anreicherung« von »schlechtem Cholesterin« im Blut und dann zur Ablagerung in unseren Blutgefäßen. Die Wahrheit hingegen ist: Mit unserer Nahrung zugeführtes Cholesterin spielt für unsere Blutcholesterinspiegel und unser Arterioskleroserisiko praktisch keine Rolle.
Die häufigste erbliche Störung des Cholesterinstoffwechsels ist die familiäre Hypercholesterinämie (FH), die von Kindheit an ihr Unwesen treibt und schon im frühen Jugendalter zu einer koronaren Herzkrankheit führt. Diese Krankheit ist in Deutschland meines Erachtens unterdiagnostiziert und unterbehandelt. Sie gehört zu den häufigsten genetischen Erkrankungen in der allgemeinärztlichen Praxis. Rund 10 Prozent aller Patienten mit Herzinfarkt haben eine sogenannte familiäre, kombinierte Hyperlipoproteinämie.[92]

Genauere Aussagen als mit dem klassischen Cholesterinstatus erhält man heutzutage mittels der einfachen Bestimmung von ApoA und ApoB sowie mittels Lipidelektrophorese und nicht zuletzt über spezielle genetische Testverfahren. Bei der Lipidelektrophorese beispielsweise wird das »schlechte« Cholesterin (LDL-Cholesterin) viel genauer auf seine einzelnen Unterpartikel untersucht. Finden sich sehr viele kleine und dichte LDL-Partikel (sogenannte sdLDL, *small density LDL*), bedeutet dies ein deutlich erhöhtes Arterioskleroserisiko, auch wenn das »gute Cholesterin« sehr hoch ist, was uns eben überhaupt nicht weiterhilft!

Scharfe Geschosse

Man muss sich diese kleinen, dichten Partikel wie scharfe Geschosse vorstellen: Je mehr Sie davon in Ihrem Blut haben, umso mehr davon werden in Ihre Gefäßwand geschossen. Gehören Sie hingegen zu den Glücklichen, die genetisch mehr über große und weichere Partikel verfügen, dann ist die Sache wesentlich weniger gefährlich, denn wir haben es bildhaft gesprochen mit größeren und harmloseren Gummigeschossen zu tun.

Übrigens: Wenn sich zu einer solchen Lipoproteinkonstellation ein nicht behandelter Bluthochdruck gesellt, dann wird der Cocktail noch toxischer. Stellen Sie sich Ihren Herzschlag bei normalem Blutdruck jede Sekunde als viele Schläge mit einem weichen Gummihammer auf Ihre Blutgefäße vor. Bei erhöhtem Blutdruck muss Ihr Herz mit sehr viel größerer Kraft und größerem Druck pumpen. Stellen Sie sich jetzt Ihren Herzschlag bei erhöhtem Blutdruck jede Sekunde als viele Schläge mit einem Vorschlaghammer auf Ihre Blutgefäße vor. Die Rate an Menschen mit unerkanntem, unbehandeltem Bluthochdruck ist immer noch viel zu hoch, denn das verstärkt die oben beschriebene Todesschwadron der kardiovaskulären Mortalität. Und hier sind Menschen mit Adipositas in besonderer Weise betroffen, denn sie haben häufig aufgrund ihres metabolischen Syndroms auch einen erhöhten Blutdruck.

Wir testen alle unsere Patienten auf ihre ApoB-Konzentrationen, ihr Lipoprotein(a), ihre Lipidelektrophorese und senken ihr ApoB – bei entsprechender Risikokonstellation – so weit wie möglich. Ich persönlich halte mein ApoB streng unter 50 Milligramm pro Deziliter; dafür gibt es besondere persönliche Gründe. Sie betreffen meine eigene Person und die meines acht Jahre jüngeren Bruders. Wir beide haben als Brüder 50 Prozent unserer Genetik gemeinsam. Unser »klassisches Cholesterinprofil« ist mehr oder weniger identisch: leicht erhöhte Cholesterinwerte, aber nichts wirklich Dramatisches. Niemand wäre jemals auf die Idee gekommen, uns deshalb auf Statine zu setzen. Bei meinem Bruder wurde im Alter von 47 (!) Jahren im Jahr 2015 im letzten Moment vor einem drohenden Herzinfarkt eine schwere Arterienverkalkung der Herzkranzarterien mit Verschluss aller drei Arterien (Dreigefäßerkrankung) diagnostiziert und mit Stents versorgt, also mit kleinen metallenen Körbchen, die das Blutgefäß offen halten. Der Kandidat für eine solche Erkrankung wäre – angesichts von Alter, beruflichem Dauerstress und leicht erhöhten Cholesterinspiegeln – eigentlich eher ich. In der Lipoprotein-Subanalyse mit Lp(a), Apo-B sowie der Analyse der atherogenen Cholesterin-Sub-Partikel, welche selbstredend alle nicht routinemäßig durchgeführt worden waren, zeigte sich, dass das Cholesterin meines Bruders – im Gegensatz zu meinem – sehr viele kleine sdLDL-Partikel enthält (Sie erinnern sich: die kleinen, scharfen Kugeln), welche eine erhebliche Risikoerhöhung für Arteriosklerose darstellen. Hinzu kam eine starke Erhöhung

des Lp(a), des – wie bereits erwähnt – größten Killers unter allen Lipoproteinen. Mit einer solchen frühzeitigen Routineanalyse und entsprechend eingeleiteten Behandlung mit Statinen hätte man meinem Bruder diesen Krankheitsverlauf ersparen können. Und wir erkennen an diesem Beispiel, dass die Genetik ein extrem wichtiger Faktor ist, aber eben nicht immer zuschlägt, da auch diese komplizierter ist, als wir glauben.
Übrigens: Eine amerikanische Studie der Universität von Washington kommt zu dem Ergebnis, dass ein Screening – die Untersuchung asymptomatischer Personen mit dem Ziel, Risikokandidaten rechtzeitig zu entdecken – auf genetische Krankheiten wie familiäre Hypercholesterinämie, Brust- und Eierstockkrebs und Lynch-Syndrom nicht nur segensreich für die Betroffenen wäre, sondern darüber hinaus auch noch kosteneffektiv.[93]

Tickende Zeitbomben

Wenn sich zu den oben beschriebenen der große Risikofaktor Übergewicht hinzugesellt, haben wir es bildlich gesprochen mit einer tickenden Zeitbombe zu tun. Diese Patienten müssen dringend bezüglich ihres Übergewichtes und ihrer Blutfette behandelt werden. Deshalb sollte jeder Patient mit Übergewicht – egal, welchen Alters – auf seine Hormone und seine Stoffwechselparameter untersucht werden. Wir sollten behandeln, bevor das Kind in den Brunnen gefallen ist. Also: in Zukunft bitte mehr Medizin 3.0 anstatt Medizin 2.0. Egal, wie fantastisch Letztere auch sein mag, aber sie ist eben nur gut im Reparieren eines bereits eingetretenen Schadens.
Wir müssen das »Kind« jedoch schon lange vorher behandeln, denn Arteriosklerose beginnt nicht nur sprichwörtlich, sondern tatsächlich im Kindesalter! Das, was wir diesbezüglich bisher an

Vorsorge betreiben, ist einfach nicht gut genug; wir müssen viel besser werden! Und noch einmal für alle, die sich sicher fühlen: Sie können ein exzellentes Cholesterinprofil haben, sich optimal ernähren, Nichtraucher sein, keinen Alkohol trinken, einen normalen Blutdruck haben – und trotzdem gefährdet sein!

CHRONONUTRITION: SPÄTES ESSEN WIEGT SCHWERER

Nur noch schnell eine Serie auf Netflix zu Ende schauen, und schon ist es mitten in der Nacht. Ganz nebenbei greifen wir in die Chipstüte, aber nur ein paar wenige, denn so spät zu essen, kann schließlich nicht gesund sein – oder? Am Ende ist die Tüte wie immer trotzdem vollständig geleert, und wir geloben Besserung: ab morgen dann. Wer kennt das nicht?

Aber der Knabberspaß ist in Hinblick auf unser Gewicht keineswegs allein mehr als kontraproduktiv, denn es gibt ein weiteres dickes Problem: Wir entkoppeln uns von unserem Jahrmillionen alten hormonellen Biorhythmus der Verdauung. Dieses widernatürliche Verhalten ist in unseren modernen Gesellschaften in den letzten Jahrzehnten zunehmend zur gesellschaftlichen Norm geworden – mit der Folge unregelmäßiger Schlafens- und Essensmuster. Auch die Endokrinologie befasst sich mit diesen Phänomenen, und zwar unter dem Begriff »Chrononutrition« (gr. *chrónos* [Zeit]; lat. *nutrire* [ernähren, aufziehen]).

Das Ruhebedürfnis unserer genetischen Taktgeber

Die Chrononutrition beschäftigt sich damit, welche Hormone unter dem Einfluss des Sonnenlichts wann vermehrt oder vermindert ausgeschüttet werden und welchen Einfluss das auf die Gesundheit und Entstehung von Übergewicht oder Diabetes hat. Mittlerweile hat sich auch die Genetik dieser Frage angenommen; man spricht bereits von sogenannten Uhren-Genen *(clock genes).* Und inzwischen weiß man sogar, dass bestimmte Nahrungsmittel unsere Uhren-Gene verändern. So führt die Aufnahme von Koffein aus Kaffee zu einer Verlängerung der zirkadianen Phase, also der Tagesphase (lat. *circa* [ungefähr]; *dies* [Tag]). Man hat auch herausgefunden, dass die Zeit der Nahrungsaufnahme einen kritischen Einfluss auf die Verstoffwechslung hat: Eine fettreiche Ernährung mit Essenszeiten am späten Abend führt zu Adipositas, während dieselbe fettreiche Ernährung im Rahmen von zeitbeschränktem Essen diesen Effekt nicht hat.[94]

Jede Zelle unseres Körpers verfügt über solche genetische Uhren. Diese kleinen Taktgeber haben einen direkten Einfluss auf unsere Stoffwechselgesundheit und sind daran beteiligt, wie unser Körper hormonell auf Nahrungsaufnahme reagiert und wie viel von der aufgenommenen Nahrung er am Ende in Form von Fett speichert. Unser Hormonsystem des Stoffwechsels ist nämlich streng auf Ruhezeiten programmiert, weshalb nächtliches Essen definitiv nicht als gute Idee verkauft werden kann.

Wissenschaftlich bewiesen ist, dass der Biorhythmus des Menschen von einem weiteren internen Taktgeber bestimmt wird, der, nur wenige Millimeter groß, mitten im Gehirn sitzt und den Namen »Nucleus suprachiasmaticus« trägt.[95] Diese innere Zentraluhr synchronisiert sich im Laufe der Jahreszeiten nach der Sonneneinstrahlung, wobei die Taktgeber in jeder einzelnen Körperzelle quasi eine eigene Ortszeit prägen. Jegliche Form der Entkopplung, also jede Abweichung von diesem natürlichen Rhythmus, ist eine Form des Jetlags. Ob man nun die Nacht zum Tag macht, indem man regelmäßig die Korken knallen lässt, ob man in Schichten schuftet oder permanent die Zeitzonen wechselt, macht für unseren Körper am Ende faktisch wenig Unterschied. Diese Formen des sozialen Jetlags und die daraus resultierende endokrine Disruption wirken sich auf unsere hormonelle Gesundheit und unser Immunsystem aus, denn unser Körper ist keine auf Dauerperformance programmierte Maschine, sondern ein über Jahrmillionen entstandenes komplexes, rhythmisches Gesamtkunstwerk, das diese Ruhe- und Regenerationsphasen für seine Gesundheit dringend benötigt.[96]

Das Problem des Körpers ist schlichtweg, dass er sich praktisch nicht diesem künstlichen Tag-Nacht-Rhythmus anpassen kann. Die Hormonausschüttung der Verdauungsorgane, die Ausschüttung des wichtigen Stresshormons Cortisol und die hormonelle Regelung der Körpertemperatur sind streng an den inneren Taktgeber gekoppelt. Und der wiederum ist abhängig vom Helldunkel-Zyklus, also dem jeweiligen Rhythmus zwischen Tag und Nacht, aber auch von weiteren äußeren Einflüssen wie der Jahreszeit (hier entscheidend: die Außentemperatur) sowie davon, wie viel Nahrung dem Körper zur Verfügung steht. Die vom Nucleus suprachiasmaticus gesteuerte Synchronisation der inneren Uhr mit rhythmisch wiederkehrenden Umgebungsfaktoren, dem sogenannten Zeitgeber, bezeichnen wir auch als »Entrainment« (engl. *entrainment* [das Mitführen, die Mitnahme]).

By the way: Der sympathische deutsche Begriff des »Zeitgebers« wird genauso auch im Angelsächsischen verwendet, man spricht dort von *so-called zeitgebers.*[97]

Die aktive Phase unseres Stoffwechsels findet bei Tageslicht statt. Konsequenterweise sollte sich das auch in unserem Essverhalten widerspiegeln, denn hier stehen alle biochemischen Systeme und Ressourcen auf Energiebereitstellung und Verdauung. Während der Ruhephase – normalerweise bei Dunkelheit – werden die Systeme heruntergefahren: Wir schlafen. In Hinblick aufs Essen befinden wir uns nun im Fastenmodus. Das Prinzip des Intervallfastens oder auch des zeitbeschränkten Essens *(time restricted eating)* macht sich – zu Recht – ebendiese Zusammenhänge zunutze.

Eine Entkopplung von diesem Rhythmus führt dazu, dass der Körper beispielsweise nicht mehr in der Lage ist, spätabends zugeführte Nahrung optimal zu verstoffwechseln. Die unmittelbare Folge sind nächtlich erhöhte Zuckerspiegel im Blut mit ungünstigen Auswirkungen auf unseren Fettstoffwechsel (vermehrte Fetteinlagerung) und auf unser allgemeines Übergewichts- und Diabetesrisiko.[98]

Lerche oder Eule – auf den Chronotyp kommt's an

Es macht einen Unterschied, welchem Chronotyp wir auf Grundlage des Schlaf-wach-Rhythmus und der individuellen Präferenzen für Schlafens- und Aktivitätszeiten entsprechen, also ob wir eher ein Morgen- (Lerche) oder Abendtyp (Eule) sind.[99] Ersterer kommt schon ab etwa 6 Uhr in der Früh aus den Federn, ist sofort fit mit einem Leistungshoch zwischen 9 und 11 Uhr und geht abends nicht gern nach 22 Uhr zu Bett. Die nachtaktive Eule hingegen ist lieber erst ab etwa 9 Uhr auf den Beinen, dreht zwischen circa 16 und 21 Uhr richtig auf und begibt sich selten vor Mitternacht in Morpheus' Arme.

Der Abendtyp zeigte in Studien im Vergleich zum Morgentyp eine schlechtere Blutzuckerkontrolle, eine höhere Wahrscheinlichkeit für Essstörungen und ein erhöhtes Risiko für Stoffwechselerkrankungen. Wer zum späten Chronotyp gehört, der hat bereits als Jugendlicher ein höheres Risiko für Gewichtszunahme und neigt vermehrt zum Konsum von ungesunden Snacks.[100]

Mittlerweile verfügt die Wissenschaft über viele Belege dafür, dass unsere innere, genetische Uhr Einfluss auf unser Essverhalten, auf Essstörungen, auf Übergewichtigkeit und auf unser Hormonsystem hat: Man findet bei Menschen, die genetisch dem Abend- oder Spättyp zuzuordnen sind, etwa höhere Ghrelinspiegel (unser Hungerhormon) und niedrigere GLP-1-Spiegel (eines unserer Sättigungshormone).[101] Sogar die erst Mitte der 1990er-Jahre entdeckten Hormone aus dem Fettgewebe, die Adipokine, haben einen zirkadianen Rhythmus. Bei Hunger nehmen entzündungshemmende Adipokine zu und entzündungsfördernde ab, bei Gewichtszunahme ist es umgekehrt. Und das permanente Durchbrechen dieses Rhythmus führt möglicherweise sogar zu einer erhöhten Rate an Krebserkrankungen.[102]

Wenn wir unsere regelmäßigen Essenszeiten entsprechend anpassen, hat dies also einen großen Einfluss auf viele Systeme in unserem Körper und trägt in jedem Fall zur Gewichtsreduktion bei.

Pflanzenstoffe – Hilfe bei Hormonen aus dem Lot

Es gibt Forschungsarbeiten, die sich mit der Fragestellung beschäftigen, welche Phytonährstoffe helfen könnten, die innere Uhr wieder einzutakten (gr. *phytón* [Pflanze]).[103] Mögliche Kandidaten hierfür sind Resveratrol (ein Pflanzenstoff aus roten Früchten und der Rotweintraube), Proanthocyanidine (Naturstoffe, die zum adstringierenden Geschmack von Früchten beitragen) oder Quercetin (ein gelber, entzündungshemmender Naturfarbstoff, zum Beispiel aus Blattgemüsen, Tomaten, Beeren und Brokkoli). Was die Forschung bereits herausgefunden hat, ist, dass eine sehr fetthaltige, salzhaltige Ernährung (die zu Beginn erwähnten

Chips sind hierfür ein Paradebeispiel) ebenfalls einen negativen Einfluss auf unsere innere Uhr hat und zu hormonellen Dysbalancen führt, die ungünstig sind.

Die Essensperiode sollte also eher früh am Tag liegen anstatt spät am Abend. Idealerweise sollte nur in einem Zeitfenster von acht bis maximal zwölf Stunden gegessen werden. Auch die Zusammensetzung der Nahrung in Relation zur Tageszeit der Nahrungsaufnahme ist von Belang; in einer entsprechenden Studie fand man heraus, dass die Gruppe, welche die meisten Kalorien aus Proteinen zu einem früheren Zeitpunkt des Tages und zugleich eine geringere Kalorienaufnahme aus Fetten zu einem späteren Tageszeitpunkt aufwies, deutlich mehr an Gewicht verlor als eine andere Gruppe, bei der es sich genau andersherum verhielt.[104]

Essen macht hungrig – die paradoxe Wirkung des Hungerhormons Ghrelin

Es gibt noch zwei weitere widersprüchliche Phänomene: Essen vor dem Einschlafen erzeugt tatsächlich mehr Hunger als Sättigung. Das liegt daran, dass unser Magen abends mehr vom Hungerhormon Ghrelin ausschüttet. Und die zweite, schlechte Nachricht: Wenn wir unseren Biorhythmus ständig verschieben, reduziert unser Körper zusätzlich seinen Energieverbrauch. Wir haben es hier also wieder mit einem kleinen hormonellen Teufelskreis zu tun, bei dem wir immer mehr Nahrung zu uns nehmen, aber immer weniger verbrennen.

Eine Untersuchung an Pflegefachfrauen in Schichtarbeit ergab, dass die Wahrscheinlichkeit für Übergewicht bei den Schwestern, deren sozialer Jetlag über 3½ Stunden lag, achtmal (!) höher lag als bei der Vergleichsgruppe.[105] In einer weiteren Arbeit konnte sogar ein Zusammenhang zwischen chronischem sozialem Jetlag und der Zunahme von mit Adipositas assoziierten Krebserkrankungen nachgewiesen werden.

Aufschlussreich sind auch die Erkenntnisse aus Studien mit Piloten und Flugbegleitern, die berufsbedingt unter chronischem Jetlag stehen. Bei diesen Personengruppen haben neurologische Untersuchungen ergeben, dass ein Teil des Gehirns leicht schrumpfte: der rechte Temporal- oder Schläfenlappen, der unter anderem für die auditorische Wahrnehmung, das faktische Gedächtnis und die emotionale Verarbeitung verantwortlich zeichnet.[106] Zurzeit steht es noch in den Sternen, ob diese potenziellen Veränderungen in unseren grauen Zellen wieder vollständig reversibel sind.

Solche neurologische Phänomene gehen auch mit dauerhaft erhöhten Spiegeln des Stresshormons Cortisol einher, die in der Folge Beeinträchtigungen des Immunsystems, des Blutzuckerspiegels sowie der Blutfette hervorrufen. Man spricht von einem sogenannten »Hyperkortisolismus-Syndrom«. Dieses Syndrom kann zu Bluthochdruck, Stammfettsucht, »Vollmondgesicht«, erhöhter Neigung zu Herzinfarkten, Stressintoleranz und Hemmung des Immunsystems beitragen.[107]

Ein ganz interessanter Ansatz zur Ermittlung der genauen Nahrungsaufnahme und der Vermeidung von Essens-Jetlag besteht in der Anwendung einer Handy-App, die in einer Forschungsarbeit im Wissenschaftsjournal *Cell Metabolism* 2015 vorgestellt wurde.[108] Durch die gesammelten Daten fanden Wissenschaftler heraus, dass die meisten Menschen tagtäglich über einen Zeitraum von fünfzehn Stunden oder sogar länger Nahrung zu sich nehmen – was unter dem Aspekt der Chrononutrition als viel zu lang zu bewerten ist. Zudem konnte beobachtet werden, dass lediglich 25 Prozent der Nahrung vor der Mittagszeit aufgenommen wurde, 33 Prozent jedoch nach 18 Uhr – was vollkommen entgegen unserem natürlichen Biorhythmus ist.

Deshalb entschlossen sich die Wissenschaftler zu folgendem Experiment: Sie wählten acht übergewichtige Personen aus, die bis dahin über einen Zeitraum von über vierzehn Stunden täglich gegessen hatten, und ließen diese nur noch für zehn bis elf Stunden pro Tag Nahrung aufnehmen, ohne dass sie ihre Ernährungsgewohnheiten in irgendeiner Form ändern mussten; das heißt, sie nahmen weiter ungefähr dieselbe Zahl an Kalorien und die gleichen Nahrungsmittel zu sich, lediglich in einem kürzeren Zeitraum. Das Ergebnis war – angesichts der Erkenntnisse zur Chrononutrition – nicht wirklich erstaunlich: Nach sechzehn Wochen konnten die Testpersonen allein durch diese einfache Maßnahme 3,5 Prozent ihres Körpergewichtes verlieren, hatten gleichzeitig mehr Energie und schliefen deutlich besser.

Aus alldem ergibt sich unseres Erachtens klar die wörtlich gemeinte Erkenntnis, dass abendliches Essen (auch hormonell) schwerer wiegt, weswegen wir auf jeden Fall unsere Essgewohnheiten anpassen sollten, wenn wir Gewicht verlieren wollen: Mehr als die Hälfte der Kalorienaufnahme sollte bis zur Mittagszeit, spätestens bis zum frühen Nachmittag erfolgt sein. Idealerweise essen wir nach 18 Uhr gar nicht mehr.

ZWEI LOSER: LOW CARB VERSUS HIGH CARB

Kohlenhydrate *(carbs)* sind ein Produkt der ältesten biochemischen Reaktionen auf unserem Planeten (lat. *carbo* [Kohle]). Sie entstehen in dem physiologischen Prozess der Fotosynthese, und zwar in Pflanzenzellen unter Mitwirkung des Blattgrüns (Chlorophylls) sowie des Sonnenlichts aus Kohlendioxid (CO_2) und Wasser. Hieraus macht die Natur seit Jahrmillionen Einfach-, Zweifach- und Vielfachzucker (Mono-, Di- und Polysaccharide). Sie kommen im Stoffwechsel aller Lebewesen vor und sind somit die am weitesten verbreiteten Biomoleküle. Man könnte auch sagen: Kohlenhydrate sind Ursubstanzen des Lebens.

Kurze und lange Ketten

Aufgrund der sich über die Jahre immer wieder verändernden Ernährungstrends stehen wir Kohlenhydraten ein wenig ambivalent und ratlos gegenüber. Sind sie denn nun »gut« oder »schlecht«? Welche Rolle spielen sie bei der Entwicklung von Übergewicht, und sollte man auf sie verzichten, wenn man abnehmen möchte? Wir können an dieser Stelle schon einmal festhalten: Grundsätzlich gibt es keine schlechten Kohlenhydrate. Allerdings hat ihr Missbrauch in industriell aufbereiteten Nahrungsmitteln den Ruf der Carbs wohl nachhaltig zerstört.

Man könnte bezüglich der Kohlenhydrate eine kleine Hitliste erstellen. Auf dieser Liste würden die komplexen Kohlenhydrate an erster Stelle stehen. Komplexe Kohlenhydrate sind die mit den langen Zuckerketten. Diese Kohlenhydrate sind als gesünder zu bewerten als die einfachen Kohlenhydrate, da unser Körper die langen Zuckerketten erst zeitaufwendig zerlegen muss. Zu den bekanntesten Lieferanten gehören Hülsenfrüchte, Brot, Mehl, Pasta und Reis. Für unsere Verdauungshormone hat das zur Folge, dass die komplexen Kohlenhydrate langsamer verdaut werden und uns somit nicht einem sofortigen Zuckerschock aussetzen. Außerdem sind wir nach dem Verzehr von komplexen Kohlenhydraten länger satt. Wie praktisch! Zu den besten Quellen für komplexe Kohlenhydrate zählen Vollkornprodukte aller Art und Hülsenfrüchte.

Geht man nun in den Charts eine Stufe nach unten, finden sich dort die kurzkettigen Zucker. Diese müssen durch den Körper weniger zeitaufwendig zerlegt werden. Sie werden dadurch schneller verdaut und halten deshalb auch nicht so lange satt, sind allerdings in akuten Stresssituationen für den Körper und das Gehirn äußerst hilfreich, weshalb sie für uns auch lebenswichtig sind. Dazu zählen der Haushalts-, der Milch- und der Malzzucker. Das Schlusslicht bildet der Fruchtzucker (siehe auch das Kapitel »Zucker, das süße Gift der Neuzeit«).

Mehr Transparenz durch »Big 7«

Seit dem 13. Dezember 2016 wird durch die Europäische Union (EU) eine Nährwertkennzeichnung in Form der »Big 7« vorgeschrieben. Diese bezieht sich auf die sieben wichtigen Nährstoffangaben und gibt auch den Kohlenhydrat- sowie Zuckeranteil im Produkt wieder.

Verpflichtend sind folgende Nährwertangaben:

1. **Brennwert in (Kilo-)Joule (kJ) und (Kilo-)Kalorien (kcal),**
2. **Fett,**
3. **gesättigte Fettsäuren,**
4. **Kohlenhydrate,**
5. **Zucker,**
6. **Eiweiß und**
7. **Salz.**

Das kann schon eine Hilfe sein, wenn man unter mehreren Produkten dasjenige aussuchen möchte, das den geringsten Anteil vor allem an Zucker enthält.

Wie gesagt: In fast allen industriell verarbeiteten Nahrungsmitteln steckt Zucker drin. Leider auch da, wo man es nicht vermuten würde, wie Babynahrung, Salatsoßen oder Nudelprodukte. Häufig tarnt er sich unter anderem Namen. Selbst aufgeklärte Verbraucher haben es nicht leicht, die Orientierung im »Zuckerdschungel« zu behalten. Egal, welchen Namen der Zucker am Ende trägt: Er bleibt Zucker und wird von unserem Körper auch als solcher verstoffwechselt! Achtsames Einkaufen und Konsumieren ist also unvermeidbar.

Wenn wir zuckerhaltige Lebensmittel konsumieren, sollten wir das bewusst tun und sie genießen, aber eben nicht so oft und in deutlich reduzierter Dosis. Der tägliche Konsum von gesüßten Lebensmitteln ist unter medizinischer Perspektive eindeutig zu viel, ein- bis zweimal pro Wache ist vernünftig; maximal aber 25 bis 30 Gramm reiner, zusätzlicher Zucker täglich. Dann machen sie auch wieder viel mehr Spaß!

Wenig oder viel Kohlenhydrate?

Die ersten kohlenhydratarmen Diäten sind bereits im 19. Jahrhundert dokumentiert, unter anderem durch den Engländer William Banting und sein Buch *Letter on Corpulence, Addressed to the Public.*[109] Sie tauchen immer wieder in neuem Gewand und unter neuen Namen auf, wie beispielsweise Anfang der 1970er-Jahre die Atkins-Diät und zu Beginn der 1990er-Jahre die Montignac-Methode, die auf dem glykämischen Index der Nahrungsmittel basierte.

Eine streng kohlenhydratarme (Low-Carb-)Ernährung ist sehr wahrscheinlich nicht mit einem gesundheitlichen Nutzen verbunden und sollte deshalb auch nicht angestrebt werden. Tatsächlich ist es nach derzeitigem Wissensstand sogar so, dass sowohl zu wenige als auch zu viele Kohlenhydrate mit einem erhöhten Krankheits- beziehungsweise Sterberisiko verbunden sind. Zu diesem

Ergebnis kam eine große, von den amerikanischen National Institutes of Health (NIH) finanzierte Studie. Sie trägt den Namen »ARIC (Atherosclerosis Risk in Communities)« und diente unter anderem der Evaluierung des Athero- beziehungsweise Arteriokleroserisikos.[110] Ein Kohlenhydratanteil von 50 bis 55 Prozent war dabei mit dem geringsten Sterberisiko assoziiert.

Eine Metaanalyse sämtlicher Gruppen (432 179 Teilnehmer) hat gezeigt, dass sowohl die Gruppe mit Low Carb (weniger als 40 Prozent) als auch mit High Carb (mehr als 70 Prozent) das höchste Sterberisiko hatte. Allerdings gibt es noch ein kleines, wichtiges Detail in Bezug auf diese Zahlen: Es konnte festgestellt werden, dass es einen Einfluss hatte, wodurch die Kohlenhydrate im Einzelnen ersetzt wurden. So nahm die Sterblichkeit zu, wenn man sie durch tierisches Fett substituierte. Traten an die Stelle der Kohlenhydrate pflanzenbasierte Stoffe, nahm die Sterblichkeit hingegen ab.[111]

Es gibt in der Statistik der Medizin kaum etwas Komplizierteres, als klare Aussagen bezüglich des Einflusses unserer Ernährung auf unsere Gesundheit beziehungsweise auf die Entstehung von Krankheiten zu treffen. Das liegt daran, dass der Anteil an unendlich vielen Einflussfaktoren, also die Komplexität des Systems »Menschengruppen« und die Komplexität des Systems »Einzelmensch«, so hoch ist, dass man nie zu 100 Prozent sicher sein kann, ob nicht irgendwelche anderen, wichtigen Aspekte übersehen wurden. Die Gefahr, auf Zufälle hereinzufallen und in der Folge Halbwahrheiten zu produzieren, ist daher manchmal überaus groß.

Dennoch kann man mit relativ großer Sicherheit sagen, dass, wer auf Kohlenhydrate komplett verzichtet, das Risiko erhöht, vorzeitig zu sterben. Zu diesem Ergebnis kommt auch eine große

Langzeitstudie aus Harvard.[112] Sie bestand aus 371 159 Teilnehmern. Ihr Alter lag – am Anfang der Studie – zwischen 50 und 71 Jahren. Bei dieser Studie wurde zusätzlich nach »gesunder« und »ungesunder« fettarmer Ernährung unterteilt – je nachdem, ob die Kohlenhydrate aus Vollkornquellen oder Weißmehl und Zucker stammten. Jedenfalls wurde hier ermittelt, dass die Low-Carb-Ernährung das Sterberisiko um 38 Prozent erhöhen kann.

DAS MIKROBIOM UND UNSER GEWICHT

Wie kann es sein, dass viele Menschen, die auf ihre Ernährung achten, viel weniger und schlechter abnehmen als andere, die das nicht tun? Immer wieder hört man in diesem Zusammenhang vom Einfluss des Mikrobioms. Unter diesem relativ neuen Begriff der Medizin mit ganz vielen Variationen verstehen wir die Community aller Mikroorganismen, einschließlich Bakterien, Viren, Pilzen und anderen Mikroben, die in und auf unserem Körper als Wirtsorganismus leben. Dazu zählen auch unsere Milliarden Darmbakterien. Der amerikanische Molekularbiologe und Genetiker Joshua Lederberg (1925–2008), der 1958 zusammen mit anderen für seine Entdeckungen über genetische Neukombinationen und die Organisation des genetischen Materials bei Bakterien den Nobelpreis für Physiologie oder Medizin erhielt, prägte den Begriff.[113]

Das Mikrobiom eines Menschen umfasst geschätzt fast 40 Billionen solcher Mikroorganismen. Seit zwanzig Jahren hat sich die Forschung in diesem Bereich dank der großen Fortschritte der Gentechnologie in Siebenmeilenschritten weiterentwickelt. In der Folge entstanden große Mikrobiomprojekte wie das »Human

Microbiome Project« oder das »American Gut Project«. Erforscht wird gewissermaßen alles: vom Einfluss des Mikrobioms auf Depressionen bis hin zu Übergewicht. Längst weiß man aus dieser großen Zahl an Forschungsergebnissen, dass das Mikrobiom unseres Darms nicht nur den Darm selbst beeinflusst, sondern unseren ganzen Körper mit allen Organsystemen bis hin zum Gehirn.

Es gibt also Kommunikationskanäle zwischen Darmbakterien und unserem Gehirn. Wie immer bei so viel teurer Forschung fliegen die Erwartungshaltungen von Fachleuten und Laien erfahrungsgemäß besonders hoch. Und dass man sehr früh beim Thema »Übergewicht« ansetzte, lag irgendwie nahe und wohl auch in der Natur der Sache.

Der Harvard-Forscher Peter Turnbaugh begann, das Darm-Mikrobiom von menschlichen Zwillingspaaren zu untersuchen, und zwar bei solchen Zwillingen, bei denen einer schlank war und der andere übergewichtig. Dabei konnte bei den übergewichtigen Studienteilnehmern eine auffallend verringerte Zahl, eine reduzierte Vielfalt und eine andere Zusammensetzung der Darmbakterien als bei den Normalgewichtigen nachgewiesen werden. Um herauszufinden, ob man dies zu Therapiezwecken nutzen könnte, hatte Turnbaugh eine genial einfache Idee, die er zunächst an zwei Gruppen von Mäusen testete.[114] Einer Gruppe wurde das Darm-Mikrobiom aus dem Darm von schlanken Mäusen eingepflanzt, der anderen Gruppe das von übergewichtigen Mäusen – selbstverständlich bei identischem Futter. Das Ergebnis war äußerst faszinierend, denn die Mäuse, die das Mikrobiom der übergewichtigen Mäuse erhalten hatten, nahmen tatsächlich mehr an Gewicht zu als die Gruppe, die das Mikrobiom der schlanken Mäuse erhalten hatte.

In einem anderen hochinteressanten Experiment konnte gezeigt werden, dass sich bei Mäusen, die einer Magenverkleinerung unterzogen worden waren, auch das Mikrobiom verändert hatte. Offensichtlich hatte die Magenverkleinerung neben dem Effekt der geringeren Nahrungsaufnahme auch Auswirkungen auf das Gedeihen der verschiedenen Bakterienstämme. Um alles noch einmal genauer zu überprüfen und zu hinterfragen, pflanzte man dieses veränderte Mikrobiom der Mäuse mit der Magenverkleinerung Mäusen ein, die keine Magenverkleinerung erhalten hatten. Und auch diese verloren deutlich an Gewicht; somit war bewiesen, dass die Zusammensetzung des Mikrobioms Einfluss auf das Gewicht hat. Vermutlich führt allein der Prozess des Abnehmens zu einer Veränderung des Darm-Mikrobioms, da dieses sich zwangsläufig an die veränderten Nährstoffbedingungen anpassen muss.[115]

Und natürlich gibt es noch viele weitere Experimente mit unterschiedlichen Tierarten, die diese Zusammenhänge belegen. Außerdem ist es mittlerweile gelungen, ganz bestimmte Krankheiten durch eine solche Mikrobiom-Übertragung zu heilen. Außerdem konnte in ähnlichen Experimenten mit Mäusen nachgewiesen werden, dass die Transplantation des Mikrobioms von alten Mäusen auf junge Mäuse negative Auswirkungen auf die Darm-Hirn-Achse und die Darm-Retina-Achse hat.[116]

Aber was bedeutet eine solche Mikrobiom-Übertragung, und wie macht man so was? Nun, die einfachste Form der Mikrobiom-Übertragung ist die Stuhltransplantation, also die orale Verabreichung einer Stuhlprobe eines anderen Menschen – eine Methode mit Tradition, denn viele historische Nachweise hierzu gehen weit über tausend Jahre zurück.[117] Mittlerweile hat man versucht, dieses wenig appetitanregende Verfahren einem gewissen Klärungs-

und Filterungsprozess zu unterziehen, indem man bei solchen Stuhl- oder Mikrobiotika-Transfers die Stuhlprobe des Spenders filtert und von den festen Bestandteilen befreit. Anschließend erhält der Empfänger dann »nur« die lebenden Darmorganismen, zum Beispiel durch eine Magensonde oder im Rahmen einer Darmspiegelung.

Klingt alles ganz einfach, wenn auch immer noch etwas degoutant, geht aber mit vielen offenen Fragen bezüglich potenzieller Risiken wie Übertragung von Krankheitserregern vom Spender auf den Empfänger einher. Dies dürfte einer der Gründe sein, warum die Methode sich bisher nicht in wirklich großem Stil verbreitet hat.

Deshalb wird weiterhin fieberhaft daran geforscht, das menschliche Mikrobiom möglichst adäquat im Labor nachzubauen und dann in – kulinarisch akzeptablerer – Kapselform zu verabreichen. Bei den zahlreichen verschiedenen Bakterien- und Pilzgattungen, die man im menschlichen Darm vorfindet, ist das natürlich keine leichte Aufgabe. Viele kommerziell erhältliche Präparate mit lebenden Mikroorganismen sind daran gescheitert, dass sie einfach zu wenige Bakterienstämme enthielten, und die meist auch noch in viel zu niedriger Konzentration. Hinzu kommt die knifflige Frage, welche Bakterienstämme genau man für eine solche Therapie kombinieren sollte. Die Medizin ist in diesem Bereich sehr viel weiter als vor fünfzig Jahren, aber es liegt sicherlich noch ein Stück Weg vor uns.[118]

Mythen und Fakten: Gesundheit, Essen, Abnehmen

Mythos: Slim Food macht schlank

Der Begriff »Slim Food« wird für verschiedene Produkte und Ernährungsprogramme genutzt, die für eine gesunde und kalorienarme Ernährung und zur Unterstützung des Gewichtsverlusts dienen sollen. »Slim Food« soll nährstoffreich, kalorienarm und sättigend sein und dabei das Abnehmen unterstützen.

Aber Vorsicht! Auch die Lebensmittelhersteller bieten gern Light- und Diätfertigprodukte an und bewerben sie als »Slim Foods«. Und obwohl diese Produkte weniger Fett und Zucker enthalten sollen, sind sie trotzdem noch voll davon. Häufig wird in Slim-Food-Produkten der normale Zucker durch Furchtzucker ersetzt – der letztendlich aber noch dicker als normaler Zucker und schneller wieder hungrig macht. Zudem neigen wir dazu, mehr von etwas zu konsumieren, was wir für vermeintlich gesund und nicht dick machend halten. Alles in allem ist das nicht gerade förderlich für den Abnehmprozess.

Fakt: Wir sind nicht auf Wohlstand programmiert

Warum wir so viel Fett haben? Weil wir's zu nett haben! Was unsere Vorfahren unter großer körperlicher Anstrengung erjagen und zerlegen mussten – nämlich gesunde, extrem magere Tiere –, liegt jetzt jederzeit griffbereit im Kühlschrank, allerdings als verfettetes, ungesundes Fleisch von gezüchteten Tieren. Statt tagelang im Wald umherzustreifen, machen wir es uns im Homeoffice und auf der Couch bequem.

Ein Dasein als Sitzsack ist in unseren Genen aber nicht vorgesehen. Alle Energie, die unser Körper braucht, holte er sich vor den Zeiten unseres bequemen Lebens aus allem, dessen er – meist unter höchstem körperlichem Aufwand – habhaft werden konnte: Eiweiß, Fett und Kohlenhydrate. Diese Nahrungsmittel waren darüber hinaus sehr ballaststoffreich, da sie nicht industriell aufbereitet waren. Und auch Fruchtsäfte und Fischstäbchen fehlten noch im Angebot. Insgesamt war Nahrung knapp, und deshalb war es für das Überleben des Organismus von größter Wichtigkeit, mit höchster metabolischer Effizienz das Maximum an Kalorien aus der Nahrung zu ziehen.

Wenn wir nun in dieses jahrmillionenalte System der genialen, effizienten Energiegewinnung große Mengen Super-plus-Treibstoff, also hochkonzentrierten Zucker und Fette, hineinschütten, ohne dass der Körper die Möglichkeit hat, diese zu verbrennen, dann wird er einfach ganz viel Fett speichern. Denn im Gegensatz zu unserem Verstand weiß er nicht, dass die nächste Hungersnot gar nicht kommt.

Mythos: Schlanke Menschen erkennt man sofort

Das Gewicht auf der Waage stimmt, die Lieblingsjeans passt: ein sicherer Indikator dafür, dass man wenig Körperfett hat? Die Antwort ist ganz klar: »Nein! Nicht, wenn Sie ein TOFI sind.« (Siehe den Abschnitt »Schlank ist nicht gleich schlank: die viszerale Adipositas« in Kapitel eins.) TOFIs sind normalgewichtig, horten aber in den inneren Organen (Leber, Darm, Nieren, Herz, Muskeln), um diese Organe herum und im Inneren dieser Organe verstecktes Fett. Dieses nennt man auch »viszerales Fett«. Es produziert permanent hormonelle Entzündungsstoffe in Form von Adipokinen und führt zu hohen Blutfetten. Das liegt daran, dass die

Zellen des Bauchfetts wesentlich aktiver sind als die Fettzellen im Unterhautgewebe und an den Hüften. Aus den viszeralen Fettzellen werden permanent Fettsäuren und Entzündungsstoffe ins Blut ausgeschüttet.
Verstecktes Bauchfett ist ein hohes Gesundheitsrisiko! Es führt zu Diabetes, Arterienverkalkung, Schlaganfall, Herzinfarkt und trägt zur Entstehung von vielen Krebsarten bei. Es kann also nicht auf den ersten Blick erkannt werden, ob eine Person wirklich »schlank« ist.

Fakt: Body Positivity birgt gesundheitliche Risiken

Übergewicht ist zu einer derart weitverbreiteten Volkskrankheit geworden, dass sich bereits in weiten Teilen der Bevölkerung ein *cognitive bias* eingenistet hat in dem Sinne, dass sich durch den Anblick von so vielen übergewichtigen Menschen unser aller Wahrnehmung geändert hat. Viele von uns nehmen schlanke Menschen bereits als krank und ungesund wahr, obwohl sie unter medizinischer Sicht einfach nur Idealgewicht und einen geringen Körperfettanteil haben, was – in Hinblick auf das geringere Risiko von Folgeerkrankungen betrachtet – optimal ist.
Eine Studie zum Körperbild von Jugendlichen kommt zu dem Ergebnis, was sich schon länger beobachten lässt: Immer weniger Heranwachsende fühlen sich zu dick, obwohl sie es objektiv sind.[119] Zeitgeisttrends wie »Body Positivity« müssen unter medizinischem Blickwinkel als fragwürdig betrachtet werden; denn wenn eine politisch motivierte Bewegung die durch Übergewicht und Adipositas bedingten gesundheitlichen Gefahren ignoriert oder gar abstreitet, dann kann es brenzlig werden.

Mythos: Diäten sind gesund

Wissen Sie, was eine Diät ist? Es gibt eine sehr kurze, plakative Antwort: »Der Anfang einer nicht endenden Esstörung.« Aber warum sind Diäten eigentlich so fatal? Der Hauptgrund dürfte in der bereits angesprochenen Tatsache liegen, dass wir evolutionbiologisch über ein uraltes Programm der Energieeinsparung verfügen und darauf programmiert sind, karge Perioden mit maximaler Nahrungsknappheit zu überleben. Dieses Phänomen bezeichnete schon der Genetiker James V. Neel (1915–2000) von der University of Michigan Medical School im Jahr 1962 als *thrifty gene hypothesis*. Er kam zu der Ansicht, das geradezu pandemische Auftreten von Adipositas und Diabetes liege in unseren evolutionären Wurzeln. Er war der Meinung, die »geizigen« *(thrifty)*, energiesparenden Gene haben uns in grauer Vorzeit geholfen zu überleben, während sie uns in einer Welt des Nahrungsüberflusses zum Verhängnis werden.

Wer seinem Körper eine Diät verordnet, der schaltet den *emergency mode* an und schlägt Hungersnot-Alarm, indem der Körper den Stoffwechsel auf Sparflamme schaltet und damit hoch effizient die Verwertung der – wenigen – zugeführten (Diät-)Nahrung immer weiter steigert, um daraus ein Maximum an Energie zu beziehen und wiederum möglichst als Fett zu horten. Dies ist ganz im Sinne der Steigerung der metabolischen Effizienz und somit *das* Überlebensprogramm! Wird danach wieder normal gegessen, freut sich der Körper unbändig und verwertet und speichert alles Essen noch intensiver – bis zur nächsten erwarteten Hungersnot beziehungsweise Diät.

Ein weiterer Negativaspekt liegt darin, dass während einer Diät Muskeln abgebaut werden; diese verbrennt der Körper nämlich als Nahrung. Muskeln sind bekanntlich aber das größte und wich-

tigste Organ der Fettverbrennung. Da der Körper aus Energiespargründen auch die Wärmeproduktion drosselt, hat dies zur Folge, dass während der Durchführung von Diäten häufiger gefroren wird.
Das Ergebnis all dieser Survival-Maßnahmen: der gefürchtete Jo-Jo-Effekt. Am Ende gibt es weder die erwünschte Gewichtsreduktion noch ein Minimum an Spaß am Leben! Von daher mein Rat: Finger weg von Diäten jeglicher Art.

Mythos: Der Glyx macht glücklich und löst unsere Kohlenhydratprobleme

Den glykämischen Index haben wir bereits in Kapitel eins erwähnt. Er zeigt an, wie stark nach dem Verzehr eines kohlenhydrathaltigen Nahrungsmittels der Blutzucker steigt, und sagt somit aus, wie schnell Kohlenhydrate in Zucker umgewandelt werden und in unserer Blutbahn landen, was dann das Messenger-Hormon Insulin auf den Plan ruft. Präzisere Aussagen ermöglicht jedoch die sogenannte glykämische Last, denn sie berechnet auch mit ein, wie viel von einem Lebensmittel gegessen wurde.

Mythos: Eine Kalorie ist eine Kalorie

Sie kennen es sicher: Man will es eigentlich nicht, praktiziert es aber doch immer wieder – Kalorienwerte vergleichen. Eiweiß und Kohlenhydrate haben je 4 Kalorien pro Gramm Brennwert, Alkohol 7 und Fett 9. Wovon sollten Sie also am wenigsten zu sich nehmen? Die Antwort ist nicht so einfach, wie es scheint. Denn Ihr Körper nimmt Kalorien aus Kohlenhydraten, Fett und Eiweiß ganz unterschiedlich auf. Und je nach Mischung der drei Komponenten verhalten sich die Dinge noch einmal anders, denn der Mensch ist kein abgeschlossener Brennofen.

Bei der Gewinnung von Energie aus Kalorien spielen also viele äußere und innere Faktoren eine Rolle: Ihre Grundkonstitution, Ihr Hormonstatus, Ihr Lebensalter, Ihre Lebensphase (bei Frauen die Frage, ob vor oder nach der Menopause), die Jahreszeit (Winter und Sommer machen einen Unterschied), Ihre geografische Lage (in Grönland verbraucht der Körper sehr viel mehr für die Wärmegewinnung als in den Tropen), der Jodgehalt der Luft (am Meer arbeitet die Schilddrüse besser als in jodarmen Regionen) und vieles mehr. Fett, Eiweiß und Kohlenhydrate wirken sich unterschiedlich auf den Hormonspiegel und die Wärmeerzeugung aus. Und nicht zuletzt das biochemische Zerlegen der Nahrung: Um Eiweiß in verbrennbaren Zucker umzuwandeln, muss der Körper mehr Energie aufwenden als bei Kohlenhydraten. Klingt paradox, ist aber wahr: Während Sie Eiweiß zu sich nehmen, verbrennen Sie bereits einen Teil der zugeführten Energie.

Mythos: Es gibt gute und schlechte Kohlenhydrate

»Gute« Kohlenhydrate sollen zum Beispiel in Brot, Nudeln und Kartoffeln enthalten sein. Nach Meinung mancher Zeitgenossen dürfte man – sofern man Fett weglässt – Pasta essen ohne Ende und würde nicht dicker. Weit gefehlt!

Der Körper spaltet alle Kohlenhydrate auf und verwandelt sie in Zucker, nur in unterschiedlicher Geschwindigkeit. Sie kennen es sicher noch aus der Schule, und wir haben es schon erwähnt: Belassen Sie eine bestimmte Zeit ein Stück Brot im Mund, und es wird auf einmal süß, weil im Speichel die chemischen Scheren sitzen, welche die langkettigen Kohlenhydrate in Zucker abbauen. Wer nun glaubt, das Problem ließe sich lösen, indem man einfach schnell genug schluckt, wird herb enttäuscht: Diese Scheren sitzen überall im Verdauungssystem. Es ist also praktisch egal, ob wir Brot oder Pasta essen. Zu viel davon, und wir werden füllig. Lediglich die langkettigen Kohlenhydrate werden langsamer im Körper abgebaut, führen deshalb zu einem gemächlicheren Anstieg sowie Abfall des Hormons Insulin, weshalb sie länger sättigen. Solche Kohlenhydrate finden sich in Hülsenfrüchten, Kartoffeln, Reis, Quinoa und ähnlichen Nahrungsmitteln. Und grundsätzlich gilt: Je mehr Ballaststoffe wie beispielsweise in Vollkornprodukten wir zu uns nehmen, umso günstiger fällt der Zucker- und Insulinanstieg aus. Also gibt es am Ende doch einen feinen, aber kleinen Qualitätsunterschied bei den Kohlenhydraten.

Mythos: Fruchtzucker ist gesünder als normaler Zucker

»Nur mit der Süße von Früchten«: Klingt gut und natürlich, oder? Nicht wirklich! Der Mythos vom gesunden Fruchtzucker stammt wie gesagt aus einer Zeit, als man dachte, er sei für Diabetiker besser geeignet als die Saccharose, der Haushaltszucker – einer der kleineren Irrtümer der Medizin.

Fruchtzucker ist als Süßungsmittel in industriellen Lebensmitteln in Mode gekommen. Tatsächlich hat er wie gesagt – paradoxerweise – einen niedrigeren Glyx als Traubenzucker, lässt also den Blutzuckerspiegel kaum steigen.

Mit Fruchtzucker gesüßte Getränke machen dicker als solche mit normalem weißem Zucker oder Süßstoff, selbst wenn diese genauso viele Kalorien haben. So locken die Werbesprüche zu den Fruchtzucker-Bomben selbst Ernährungsbewusste auf den breiten Pfad der dicken Sünden. Das gilt übrigens auch für Smoothies, diese allzu leckeren, sämigen Säfte aus Obst und Gemüse. So ein Getränk aus mehreren Obstsorten hat Kalorien en masse. Da sie aber über Fruchtzucker aufgenommen werden, fühlt man sich nicht lange satt, denn dieser wird in der Leber sofort in Fett umgewandelt. Der nächste Hunger folgt auf den Fuß, denn mit Fruchtzucker tritt keine Sättigung ein – so beginnt oft ein Teufelskreis mit dickem Ende. Wer auf die Smoothie-Vitamine nicht verzichten mag: lieber ab und zu frisch gepressten Grapefruitsaft ohne weitere Zusätze trinken! Grapefruit hat einen relativ niedrigen Fruchtzuckergehalt und enthält Stoffe, die beim Abnehmen helfen.

Mythos: Obst macht schlank

Essen Sie gern frisches Obst? Tun Sie das ruhig, es enthält wichtige Vitamine, Polyphenole, Mineralstoffe und Ballaststoffe. Aber glauben Sie nicht, dass Sie davon schlank werden. Wenn Sie zum Beispiel einen Apfel essen, fällt der Spiegel des appetitanregenden Hormons Ghrelin zwar kurz ab, steigt aber danach stark an. Oft haben Sie dann nach dem Apfelgenuss noch mehr Hunger als zuvor. Das liegt – wie wir jetzt wissen – vor allem an dem hohen Fruchtzuckergehalt, der sich in unserem Sättigungszentrum im Gehirn anders auswirkt als normaler Zucker. Die Legende vom Obst als Schlankmacher ist schwer ins Wanken gekommen.

An dieser Stelle müssen wir von einer interessanten Studie berichten, bei der die Studienteilnehmer exakt denselben Kaloriengehalt in Form eines Apfels, in Form von Apfelmus oder in Form von Apfelsaft zu essen beziehungsweise zu trinken bekamen. Danach wurde beobachtet, wie sich die Probanden bezüglich weiterer Kalorienaufnahme verhielten. Und so ist das Ergebnis: Am wenigsten Kalorien nach der jeweiligen Mahlzeit nahmen die Konsumenten des Apfels zu sich, gefolgt von denen, die das Apfelmus gegessen hatten; am meisten aßen die Safttrinker.[120]

Viele Fachgesellschaften haben in der Vergangenheit zu großzügig den Konsum von Obst empfohlen. Daran kann man sehen, wie stark die Wissenschaft im Fluss ist.

Mythos: Nüsse machen dick

Weil sie viel Fett enthalten, galten Nüsse lange Zeit als Dickmacher; wer abnehmen wollte, sollte die Finger davonlassen. Warum das jedoch Unsinn ist, zeigt eine Reihe von Studien. In einer erhielten Versuchspersonen beispielsweise über zwei Jahre täglich zusätzlich bis zu 50 Gramm Walnüsse, die Versuchspersonen der Kontrollgruppe nicht. Es zeigte sich jedoch in der Gruppe der Nussesser nach zwei Jahren keine Gewichtszunahme.[121]

Aber warum ist das so? Nüsse haben doch einen hohen Kaloriengehalt? Zum einen führen Nüsse durch ihren Ballaststoff- und Fettgehalt zu einer längeren Sättigung, sodass wir danach nicht sofort wieder etwas zu uns nehmen. Außerdem essen wir anschließend deutlich weniger. Zusätzlich haben Nüsse positive Effekte auf die Thermogenese. Unser Körper produziert also mehr Wärme und verbrennt dadurch Energie.

Ein Teil der in den Nüssen enthaltenen Fette wird übrigens vom Körper unverdaut wieder ausgeschieden. Nähmen wir denselben Kaloriengehalt der Nüsse in Form von Nussöl zu uns, würde sich unser Organismus fast sämtliche Kalorien daraus einverleiben – ein weiteres Indiz dafür, dass wir unsere Nahrungsmittel in möglichst unverarbeiteter Form genießen sollten.

Mythos: Zu viel Eiweiß ist ungesund

Der Mensch ist von seiner Biologie und Genetik her ein »Allesfresser« (Omnivore). Er zieht also aus jeder Form von Nahrung das Maximum an Energie. Lange Zeit war er dabei auf Fleisch von wilden Tieren angewiesen und hat gelernt, dessen hohen Eiweißgehalt zu verwerten. Ein Paläo-Pummel dürfte er davon kaum geworden sein, denn Eiweiß hat wenig Kalorien und eine schlechte Energiebilanz. Der Körper verbrennt nämlich überdurchschnittlich viel Energie, um es zu verwerten. Er müsste eine Unmenge davon in sich hineingeschaufelt haben, um genauso viel Fett aufzubauen wie wir mit dem Verzehr eines Tellers Tagliatelle oder einer Schale Müsli. Solche energiereichen Kohlenhydrate hat der Mensch in nennenswerten Mengen aber erst seit Beginn des Getreideanbaus im Nahen Osten vor sieben- bis zehntausend Jahren zur Verfügung. Das ist in der Evolutionsgeschichte des Homo sapiens tatsächlich nur eine kurze Zeitspanne.

Wir sind als Spezies also durchaus auf den Verzehr von Eiweiß programmiert. Es steckt gewissermaßen in unseren Genen. Wenn Sie viel Eiweiß zu sich nehmen, bauen Sie auch mehr Muskeln auf, erzeugen mehr Wärme, verbrennen mehr Fett und verbrauchen dadurch mehr Kalorien, als wenn Sie einfach nur ganz viele Kohlenhydrate äßen. Eiweiß hat also eine wichtige Funktion bei der Gewichtskontrolle. Damit ist eine eiweißreiche Ernährung tatsächlich ein echter Schlankmacher, schon allein deshalb, weil Proteine uns schneller satt sein lassen, sodass wir früher aufhören zu essen. Sie wirken einfach anders auf unsere Sättigungshormone als Kohlenhydrate und Fette. Möglicherweise hängt das evolutionsbiologisch damit zusammen, dass der Organismus Eiweiß schlechter speichern kann als Kohlenhydrate und Fette.

Es gibt die These, dass der Körper erst dann aufhört zu essen, wenn er genügend Proteine zu sich genommen hat *(Protein Leverage Hypothesis)*. Deshalb der wichtige Ratschlag für alle, die abnehmen wollen: auf proteinreiche Nahrung achten! Das sollten durchaus auch pflanzliche Eiweiße sein, beispielsweise aus Hülsenfrüchten wie Linsen, Bohnen, Kichererbsen und Erdnüssen (alle diese Lebensmittel liefern uns beachtliche 20 bis 30 Gramm Eiweiß pro 100 Gramm). Sämtliche Getreideprodukte – möglichst als Vollkorn – liefern immerhin noch durchschnittlich 12 Gramm Protein pro 100 Gramm. Und nicht vergessen die Nüsse: Walnüsse, Haselnüsse, Mandeln, Pistazien liefern bis zu 25 Gramm Eiweiß pro 100 Gramm und haben einen hohen Sättigungsfaktor.

An dieser Stelle noch einmal unser mantrahafter Satz: Die Muskeln sind das größte Organ der Energieverbrennung, das gilt insbesondere in einer Phase des Abnehmens. Hier muss alles getan werden, um Muskeln aufzubauen. Ein Mangel an Proteinen baut die Muskeln rapide ab. Dies führt zu Muskelschwund, auch »Sarkopenie« genannt. Jeder Sportler kennt das Phänomen: Bereits zwei Wochen Bettlägerigkeit sind fatal für die Muskeln!

Ein neuer Ansatz beim Abnehmen besteht in der Gabe bestimmter muskelaufbauender Aminosäuren, beispielsweise der Aminosäure Leucin. Eine große Review-Arbeit aus dem Jahr 2023 kommt zu folgendem Schluss: »Diese Übersicht bietet einen Überblick über das aktuelle Verständnis der Stoffwechselfunktionen von Leucin und schlägt einen Stoffwechselrahmen vor, um die Vorzüge einer proteinreichen Ernährung zur Gewichtsreduktion zu bewerten.« Und: »Wir empfehlen die Anwendung dieser metabolischen Funktionen der BCAA [Branched-Chain Amino Acids, beispielsweise L-Leucin] bei der Entwicklung von Programmen zur Gewichtskontrolle und Veränderung der Körperzusammensetzung unter Schonung der fettfreien Masse und zur Stärkung der Glukose- und Insulinhomöostase durch die Stabilisierung des Nüchtern- und postprandialen Blutglukosespiegels.«[122]

In Japan beispielsweise isst man traditionell sehr eiweißreich; Fettleibigkeit war dort lange Zeit nahezu unbekannt. So waren im Jahr 2016 lediglich 4,3 Prozent der Erwachsenenbevölkerung in Japan adipös.[123] Japaner, die in Amerika leben und sich den extrem kohlenhydratreichen *American Way of Life* munden lassen, werden aber sehr wohl dick, wie man bei einem Spaziergang durch amerikanische Städte mit eigenen Augen sehen oder auch nachlesen kann, nämlich in sogenannten Migrationsstudien. Denselben Zusammenhang gibt es wie gesagt auch bei den Inuit. Im Rahmen ihrer traditionellen Ernährungsweise gab es täglich mehrmals Fisch, also sehr viel Eiweiß. Mit dieser Kost waren sämtliche Mitglieder der Bevölkerungsgruppe schlank. Mit der Übernahme des amerikanischen beziehungsweise »westlichen« Lebensstils verfetteten sie genauso wie ihre nichtindigenen Landsleute.

Übrigens: Wenn Sie viel Eiweiß essen, müssen Sie sich deshalb nicht um Ihre Nieren sorgen oder die Entstehung von Nierensteinen fürchten. Das ist ein weiteres nettes Märchen, das man zahlreich und in vielen Variationen im Internet nachlesen kann. Und auch an der Entstehung von Herz-Kreislauf-Erkrankungen ist Eiweiß nicht beteiligt, sondern unsere bekannten Risikofaktoren wie Bewegungsmangel, Übergewicht, Alkohol und Rauchen. Die Fehlinterpretation resultierte aus einer reinen Vorsichtsmaßnahme und Warnung seitens der Medizin, gerichtet an Nierenkranke. Nierenkranke mit der Veranlagung zu Nierensteinen sollten sich sicherheitshalber bei Eiweiß zurückhalten. Leider haben sehr viele Menschen – darunter auch Mediziner – den Fehler gemacht, aus dieser Empfehlung und Vorsichtsmaßnahme für Kranke auf Gesunde zu schließen. Die Deutsche Gesellschaft für Ernährung hat dies mittlerweile in einer großen Übersichtsarbeit widerlegt.[124]

Bei der Frage, wie viel Eiweiß man denn nun zu sich nehmen dürfe, schwingt schon wieder die Angst mit, dass es vielleicht doch irgendwo eine schädliche Obergrenze geben könnte, die es bei gesunden Menschen mit Sicherheit nicht gibt: Also selbst ein Kilo Steak wäre diesbezüglich unproblematisch. Und die vielen komplizierten Tabellen mit dem sogenannten Minimalbedarf an Eiweiß pro Kilogramm Körpergewicht kann man eigentlich bei einer normalen, ausgewogenen Ernährung getrost vergessen. Wichtig zu erwähnen an dieser Stelle ist die Situation bei älteren Menschen, die vermehrt durch Muskelschwund gefährdet sind: Diese brauchen in jedem Fall mehr Eiweiß, um Muskelmasse aufzubauen. Für Menschen ab fünfzig gilt: Die Mindestmenge liegt bei 1 Gramm Eiweiß pro Kilogramm Körpergewicht.

Übrigens: Auch der Verzehr des so beliebten Protein-Food ist unbedenklich, vorausgesetzt, die vielen Aroma- und Süßstoffe stören einen nicht. Ein höherer Proteinanteil in der Nahrung und ein Protein-Drink statt einer kohlenhydratreichen Mahlzeit bringen beim Abnehmen tatsächlich höhere Erfolge. Und: Später kann man sein Gewicht einfach besser halten, wenn man mehr Protein in seinen Ernährungsplan einbaut. Natürliche Lebensmittel mit hohem Eiweißgehalt wie Fisch, Fleisch, Skyr, Quark, Hülsenfrüchte, Nüsse und Eier sind zur Deckung des Eiweißbedarfs absolut ausreichend.

Nicht unerwähnt bleiben soll an dieser Stelle ein gewisser psychologischer Bias seitens der beteiligten Experten bezüglich der Empfehlungen für die Proteinzufuhr. Nach meiner persönlichen Einschätzung fahren hier einige definitiv mit angezogener Handbremse, um den Implikationen durch Klimawandel und die wachsende Weltbevölkerung gerecht zu werden. Wir erleben mithin eine weitere Form des Shamings: Protein-Shaming.

Mythos: Wer viel schläft, wird dick

Wenn Sie zu wenig schlafen, schüttet Ihr Körper ein Hormon aus, das den Appetit anregt, und dies drosselt zugleich das Wachstumshormon, was zu mehr Fett- und weniger Muskelmasse führen kann. Also: Schlafmangel macht nicht nur müde, sondern auch noch dick, und das bereits bei vielen Jugendlichen, wenn

sie gern die halbe Nacht am Handy und Computer hängen.[125] Wissenschaftler des King's College London zeigten in einer Metaanalyse, dass Menschen mit Schlafentzug fast 400 Kalorien mehr am Folgetag zu sich nehmen![126] Nur werden diese zusätzlichen Kalorien leider gar nicht benötigt, denn dem müden Organismus wird hormonell vom Gehirn lediglich vorgegaukelt, er brauche mehr fett- und kohlenhydratreiche Nahrung.
Eine chinesische Metaanalyse konnte zeigen, dass eine chronisch verkürzte Schlafdauer mit einer 25 Prozent erhöhten Wahrscheinlichkeit für die Entwicklung von schädlichem Bauchfett einhergeht.[127] Nur bitte glauben Sie jetzt nicht, dass Sie schlank bleiben, indem Sie den halben Tag verschlafen! Weitere Studien zeigen nämlich, dass mehr als neun Stunden Schlaf in Verbindung mit Bewegungsmangel auch zu Übergewicht führen. Daher gilt: ausreichend schlafen *und* bewegen.

Mythos: Superfood ist super

Allein schon der Name kommt mega daher: »Superfood«. Klingt irgendwie nach dem heiligen Gral der Ernährung. So nennen Marketingstrategen jedenfalls bestimmte Nahrungsmittel, denen besondere Fähigkeiten nachgesagt werden: Nur ein paar Beeren mit exotischer Bezeichnung zusätzlich essen, und schon habe man einen gigantischen Effekt für die Gesundheit. Aber was ist dran? Tatsächlich enthalten die meisten der so titulierten Nahrungsmittel gesundheitsfördernde Stoffe. Aber wie groß ihr Effekt wirklich ist, gilt meist nicht als erwiesen; oft lassen sich die Exoten durch günstigere, leichter verfügbare Alternativen ersetzen. Für all die schönen Behauptungen zu Superfood gibt es wissenschaftlich keinerlei Evidenz. Die Zahl an Superfood-Ölen ist mittlerweile unüberschaubar. Fakt ist: Es gibt hier keine herausragenden Wundermittel, denn alle pflanzlichen Öle sind als positiv zu bewerten. Wichtig ist das Verhältnis von Omega-3- zu Omega-6-Fettsäuren. Von Ölen mit zu hohem Omega-6-Anteil sollte man eher Abstand halten.[128]

Fakt: Frischer Grüntee ist eine kleine (Longevity-)Wunderwaffe

Trinken Sie gern grünen Tee? Wenn nicht, sollten Sie es ruhig mal probieren. Denn er enthält als Lebenselixier EGCG (Epigallocatechingallat), EGC (Epigallocatechin) und Theanine. Diese Grüntee-Katechine zeigen in tierexperimentellen Arbeiten, zum Beispiel an Fadenwürmern, eine Verlangsamung gewisser biochemischer Alterungsprozesse, indem sie sogenannte Sauerstoffradikale neutralisieren.[129] Grüner Tee könnte damit vielleicht wirklich ein kleines kalorienfreies Anti-Aging-Mittel sein, von dem Sie täglich reichlich trinken sollten! Natürlich fehlen uns auch hier die Beweise durch entsprechend hochwertige Studien an Menschen, denn Experimente an Tieren – noch dazu an primitiven Tieren – zählen natürlich nicht. Dennoch lässt sich die Empfehlung zu grünem Tee aus sehr vielen anderen Studien begründen.[130]

Aber Achtung: Das enthaltene Koffein wirkt unter Umständen stimulierend. Trinken Sie grünen Tee daher besser nicht vor dem Schlafengehen, oder trinken Sie ihn einfach als kalten Aufguss.[131] Dann schmeckt er übrigens auch weniger bitter. Dies hat eine japanische Arbeitsgruppe herausgefunden.

Am meisten Katechine enthalten die japanischen Grünteesorten Sencha und Matcha, aber auch andere grüne Tees bergen viele Mengen dieser Polyphenole. Im Schwarztee hingegen ist der Katechingehalt vernachlässigbar gering, da die Fermentation diese Substanzen zerstört.

DREI
UND ES SIND DOCH DIE HORMONE!

KLEINE BOTENSTOFFE – GROSSE WIRKUNG

Es ist ein Szenario, das sich regelmäßig in unserer Praxisklinik abspielt: Neupatienten kommen in die Adipositas-Sprechstunde, sie berichten davon, wie sie – zum Teil seit Jahrzehnten! – verzweifelt und erfolglos immer wieder versuchen, Gewicht zu verlieren. Die Methoden sind dabei so vielfältig wie die Patienten selbst, und es spielt keine Rolle, was sie in der Vergangenheit bereits alles versucht haben, denn entscheidend ist, dass es am Ende nicht funktionierte. Im Gegenteil – häufig steht als negative Konsequenz noch mehr Gewicht auf der Waage als zu Beginn. Der Gang zum Endokrinologen ist häufig der letzte verzweifelte Versuch und das Gesuch nach einer Lösung, gleichermaßen hoffnungsvoll wie ernüchtert, bevor bariatrische Verfahren in Betracht gezogen werden. Es kommt nicht selten vor, dass Termine für chirurgische Verfahren bereits ausgemacht sind und man »nur noch eine letzte Sache probieren möchte«, so der O-Ton vieler Patienten und Patientinnen.

Es ist immer wieder faszinierend, wie gut ihr »Bauchgefühl« doch manchmal ist und erkennt, wo ein großer Teil des Problems liegt. Denn häufig kommt ihnen dann ein ganz entscheidender Satz über die Lippen, der als Beginn zum Sieg im jahrelangen Kampf gegen das Übergewicht betrachtet werden kann: »Ich glaube, mit meinen Hormonen stimmt was nicht.« Und wir können ihnen sagen: »Ja, ganz häufig ist genau dies der Fall, und ein erstes hormonelles Blutbild kann Aufschluss über viele Fragestellungen geben.«

Hormone sind bekanntlich Boten- und Signalstoffe des hochkomplexen Netzwerks unserer Körperzellen, und zwar bis in die letzten Winkel unseres Gehirns (gr. *hormān* [in Bewegung setzen, antreiben, anregen]). Deshalb sprechen wir in diesem Zusammenhang auch von Neurohormonen und Neuroendokrinologie (gr. *éndon* [innen]; *krínein* [scheiden, trennen, sondern]). Hormone werden von Drüsen in unserem Körper gebildet und ins Blut abgegeben. Dabei unterscheiden wir Hormone, die direkt an den Zielorganen wirken (periphere Hormone), und solche, die auf andere Hormondrüsen wirken (Steuerhormone).

Hormone sind ein beliebter Grundstoff als Lieferant für die allgegenwärtige Angst vor Krebs oder aber als Quelle fragwürdiger Geschichten über ihre angebliche Wunderwirkung. Unter medizinischer Sicht kann aber ganz klar gesagt werden: Beide Extreme sind fernab der wissenschaftlichen Realität.

Diabetes-Medikamente und Gewichtsabnahme

Die meisten Erkenntnisse zur Fettleibigkeit resultieren aus großen Beobachtungsstudien an Diabetikern. Diesen verdanken wir auch unser Wissen über die heilsame Wirkung von Metformin, einem seit über einem halben Jahrhundert bewährten Antidiabetikum, dessen regelmäßige Einnahme ebenso zur Gewichtsreduzierung beiträgt. Außer der Antibabypille gibt es vermutlich kaum eine andere Substanz in der Medizin, bei der wir über mehr Daten, Wissen und Erfahrung verfügen. Und die neuen, oft geradezu als Wundersubstanzen gehypten hormonellen Therapeutika wie GLP-1- und GIP-Agonisten sowie die Triple-Agonisten – zum Beispiel Saxenda, Ozempic und Wegovy –, die in das komplexe hormonelle Inkretinsystem der Verdauung eingreifen, sind übrigens auch primär an Diabetikern getestet worden (lat. incretus [vermischt], zu incernere [hineinsieben, -streuen]).

Aufgrund der hohen Nachfrage nach dem Arzneimittel Ozempic ist es zu Beginn des Jahres 2023 zu Lieferengpässen und -verzögerungen gekommen. Das haben wir auch bei uns in der Praxis beobachten können. Dies bleibt nicht folgenlos, insbesondere für Diabetiker, für die dieses Medikament ursprünglich entwickelt wurde: Das Verpassen von erforderlichen Injektionen kann klinische Folgen haben, zum Beispiel Hyperglykämien. Wir wollen deshalb ausdrücklich darauf hinweisen, dass die Verwendung dieses Arzneimittels als reines »Lifestyle-Medikament« und zur schnellen Erreichung der Bikinifigur nicht nur ungeeignet, sondern auch für andere Personengruppen mit entsprechender Indikation gefährlich werden kann! Hier stehen wir Ärzte in der Verantwortung. Perspektivisch ist allerdings zu erwarten, dass die globalen Produktionskapazitäten deutlich ausgebaut werden.

Aktuelle wissenschaftliche Erkenntnisse zeigen ganz klar, dass das Körpergewicht hormonell gesteuert wird. Die Hormone der sogenannten Abnehmspritzen, die GIP/GLP-1/Glucagon-Tri-Agonisten wie Saxenda, Ozempic, Wegovy, Mounjaro oder (noch nicht zugelassen) Retatrutid, sind das neueste Beispiel für Hormone, die massiv auf Übergewicht wirken.[132] Bei der Adipositas geraten diese Systeme zunehmend aus dem Gleichgewicht, und Typ-2-Diabetes und Adipositas hängen am Ende noch deutlich enger zusammen, als wir Mediziner es lange vermutet hatten. Denn Stoffwechsel, Nahrungsverwertung und Körpergewicht werden über ein hochkomplexes hormonelles System gesteuert.

Wir wissen mittlerweile, dass es sowohl beim Typ-2-Diabetes als auch bei der Adipositas in den hormonellen Regelkreisen zu Störungen kommt, die zu einer vermehrten Energiezufuhr und einem reduzierten Energieverbrauch führen und damit direkt ins Übergewicht. Hierfür ist mit Sicherheit eine genetische Veranlagung verantwortlich, die in vielfältigen kleinen Gen-Mutationen besteht. Erst seit zwei Jahrzehnten richtet die Medizin ihr Augenmerk vermehrt auf die Hormonsysteme, die diesen direkten Einfluss auf das Körpergewicht und den Stoffwechsel haben, wie beispielsweise die Leptine sowie die neuen, in den Abnehmspritzen enthaltenen gastrointestinalen Hormone.

Beim Leptin handelt es sich um ein Hormon, das primär im Fettgewebe von Mäusen entdeckt wurde (gr. *leptós* [dünn, fein, zart]). Es steuert die Regulation von Hunger und Essverhalten über unser Gehirn und beeinflusst damit letztendlich unser Körpergewicht. Defekte bei der Signalübertragung dieses Hormons führen zu massivem Übergewicht, da das Hunger- und Essverhalten nicht korrekt reguliert wird. Wie wir mittlerweile wissen, kann die Gabe von Leptin die Nahrungsaufnahme entsprechend bremsen, und das bringt unsere Insulin- und Glukosespiegel wieder in geordnete Bahnen, wodurch auch das Diabetesrisiko sinkt. Mutationen, die den Leptin-Rezeptor betreffen, führen zu Störungen der Nahrungsaufnahme, indem unser Sättigungsgefühl dadurch aus den Fugen gerät. Außerdem führt dies auch zu einer erniedrigten Körpertemperatur, wodurch der Körper weniger Kalorien verbrennt, weil sein Grundumsatz sinkt. Führt man Leptin zu, gehen all diese Symptome zurück, und auch die Thermogenese, die Wärmeerzeugung des Körpers, normalisiert sich.

Mittlerweile können wir einen direkten Zusammenhang zwischen der Höhe der Leptinspiegel und dem Übergewicht eines Menschen herstellen, und auch im Rahmen der Gewichtsreduktion spielt die Messung der Leptinspiegel eine große Rolle, da uns diese Spiegel wertvolle Hinweise für mögliche Rückfälle nach dem Abnehmen geben können.

Körpereigene Hormone wie GLP-1, das von dem Wirkstoff Semaglutid in dem Präparat Wegovy nachgeahmt wird, hemmen den Appetit, indem sie zu einer blutzuckerabhängigen Steigerung der Insulinausschüttung führen. GLP-1 verzögert außerdem die Magenentleerung und hat direkten Einfluss darauf, ob und wie viel wir weiter essen. Die Verzögerung der Magenentleerung führt übrigens zu einer – vor allem bei zu hoher Dosierung dieses Hormons – ganz typischen Nebenwirkung: Reflux mit saurem Aufstoßen und Völlegefühl bis hin zur Übelkeit und Erbrechen.

Insgesamt führen GLP-1-Injektionen dazu, dass deutlich weniger Nahrung aufgenommen wird. Und nicht nur das: Menschen unter einer GLP-1-Injektion fühlen sich satter und zufriedener und können ohne Probleme den Verlockungen weiterer Nahrungsaufnahme widerstehen. Sie werden gewissermaßen aus der jahrelang andauernden Geiselhaft des »Weiter-essen-Müssens« befreit, was bei entsprechend langer Anwendung auch zu einem erwünschten Reengineering unserer Gehirne führt. Ganz nebenbei sinkt dabei noch der Blutzucker, ohne dass es jemals zu einer Unterzuckerung käme. Unser körpereigenes GLP-1 wird innerhalb kürzester Zeit (zwei Minuten) abgebaut. Die neuen, pharmakologisch modifizierten GLP-1 Hormone haben dieses Problem gelöst: Das Hormon kann deutlich länger wirken und hat deshalb diese durchschlagenden Effekte. Ein großer Durchbruch der Pharmakologie!

Es gibt aber noch weitere hormonelle Parameter, die einen maßgeblichen Einfluss auf unser Gewicht haben. Die Übersicht zeigt kurz die wichtigsten dieser Hormone und die Art, wie sie im Körper wirken.

Die »gewichtigsten« Hormone

Schilddrüsenhormone (TSH, T3, T4)

Die Schilddrüse (nlat. *thyreoidea*) ist eine im Halsbereich liegende wichtige Hormondrüse unseres Körpers. Mit ihren Hormonen T3 (Trijodthyronin) und T4 (Thyroxin oder Tetrajodthyronin) reguliert die Schilddrüse alle Stoffwechselvorgänge im Körper (Wärmeregulation, Hungergefühl, Verdauung, Fett- und Kohlenhydrat- sowie Eiweißstoffwechsel). Jegliche Störung der Balance von Schilddrüsenhormonen geht mit Veränderungen des Körpergewichts einher. Da in den meisten Fällen ein Hormonmangel vorliegt, bedeutet dies eine mehr oder weniger ausgeprägte Gewichtszunahme.[133]

T3 ist dabei das biologisch aktive Hormon, das an den Zielzellen wirkt. Es wird durch die Umwandlung aus dem T4 gebildet. Erst in relativ jüngerer Zeit hat man erkannt, dass das Schilddrüsenhormon T3 auch die Aktivität der sogenannten braunen Fettzellen erhöht (über mitochondriale Biogenese und die UCP-1-Expression). Das braune Fettgewebe ist eine spezielle Art von Fettgewebe, das uns vor dem Erfrieren schützt und in hohem Maße weißes Fettgewebe verbrennt. Es könnte in Zukunft bei der Bekämpfung von Übergewicht eine wichtige Rolle spielen.

Cortisol, auch als »Stresshormon« in Verruf, ist für den Körper überlebenswichtig, denn es reguliert unseren Blutzuckerspiegel. Ein dauerhaft erhöhter Cortisolspiegel wie beispielsweise bei einer Krankheit mit dem Namen »Morbus Cushing« (Symptome: meist übermäßig viel Fett im Rumpfbereich, rundes Gesicht und dünne Haut) hat negative Auswirkungen auf die Gesundheit. Es führt zu Bluthochdruck, dauerhaft erhöhtem Blutzuckerspiegel mit Insulinresistenz, Schlafstörungen und Übergewicht sowie Diabetes mellitus Typ 2. Eine solche Hormonstörung, »Hyperkortisolismus« genannt, sollte bei Menschen mit Übergewicht immer ausgeschlossen werden.

Die Sexualhormone **Testosteron** und Östradiol spielen eine wesentliche Rolle beim Zellaufbau, unter anderem und insbesondere auch der Muskeln. Ein Mangel führt zu einer Reduktion der Muskelmasse und damit zu einer Adipositas aufgrund von Muskelmangel, der sarkopenischen Adipositas.

Das **Wachstumshormon** (GH *[growth hormone]*) ist einer der wichtigsten globalen Messenger des Organismus. Es reguliert die Ausreifung, das Größenwachstum, die Zellerneuerung und somit die Regeneration des Körpers. Es hat von allen Hormonen den höchsten Einfluss auf die Fettverbrennung. Schwerer Wachstumshormonmangel ist mit Adipositas assoziiert.

Insulin, Leptin, GLP-1 und **Ghrelin** sind wichtige Player für Stoffwechsel, Sättigungs- und Hungergefühl. Das Sättigungshormon **Leptin** entsteht wie schon beschrieben im Fettgewebe. Ein Zuviel an Leptin führt zu einer Leptinresistenz mit Verlust des Sättigungsgefühls. Die Langerhans-Inseln der Bauchspeicheldrüse produzieren **Insulin.** Beim Abnehmen spielt die Regulation des Blutzuckers durch das Hormon Insulin eine entscheidende Rolle. Es befördert den Zucker in unsere Zellen. Wenn dies nicht mehr richtig funktioniert, wird überschüssiger Zucker im Blut in Fett umgewandelt. Deshalb gehört die Regulation des Insulins in unserem roten Lebenssaft zu einem sehr wichtigen Ansatz zur Beherrschung von Übergewicht. Der Magen schüttet bei Hunger und fehlender Nahrung **Ghrelin** aus. Alle diese drei Hormone befinden sich in permanentem Austausch mit einer Schaltzentrale in unserem Gehirn: dem Hypothalamus. Wenn der Leptin-Melder in die Höhe schnellt, weiß das Gehirn, dass unsere Fettspeicher voll sind, und sendet entsprechende Stoppsignale für die Nahrungsaufnahme. Die Freisetzung von Insulin nach und während der Mahlzeit führt dazu, dass Zucker in die Zellen eindringen kann, wo er verstoffwechselt wird, mit der Folge einer Senkung der Blutzuckerspiegel. Für den Hypothalamus wiederum ein Signal, die Nahrungsaufnahme zu beenden oder zu verlangsamen. Ghrelin aktiviert das Hungergefühl und wirkt appetitsteigernd.

GLP-1 ist ein weiteres Hormon für unser Sättigungsgefühl, aber auch für unser Völlegefühl, denn es verlangsamt die Magenentleerung und reduziert dadurch weiteren Hunger. Das durch das Diabetesmittel Ozempic und die Abnehmspritze Wegovy bekannt gewordene Hormon verstärkt die Freisetzung von Insulin, verzögert die Entleerung des Mageninhalts, fördert die Sättigung durch Bindung an Rezeptoren in einer bestimmten Hirnregion, der Area postrema. Außerdem fördert es die Ausschüttung eines anderen interessanten Hormons, des **Orexins,** das man etwas simplifiziert als unser »Wachhormon« bezeichnen könnte und das erst im Jahr 1998 entdeckt wurde. Leptin hemmt die Ausschüttung von Orexin, weshalb wir nach dem Essen müde und weniger aufmerksam sind. Immer mehr Studien deuten darauf hin, dass Orexin zu einer Erhöhung der Körpertemperatur, zu Gewichtsverlust und zu erhöhter Aufmerksamkeit durch eine Steigerung der Wachheit führt.[134]

DHEA ist ein aufbauendes Pro-Hormon, das in die ebenfalls anabolen Hormone Östradiol und Testosteron umgewandelt wird. Es unterliegt einem sehr starken Altersabfall, hat ausgeprägte Effekte auf verschiedene gastrointestinale Hormone wie Insulin und trägt damit im Alter infolge seines Mangels zu Übergewicht bei. DHEA, in natürlicher, bioidentischer Form verabreicht, kann sich positiv auf den Insulinstoffwechsel und unser Körpergewicht auswirken. In einer Metaanalyse konnte gezeigt werden, dass die DHEA-Gabe zu einer Erhöhung der sogenannten Lean Body Mass (LBM), das ist die Magermasse unseres Körpers, also das Körpergewicht minus das Speicherfett, und zu einer Senkung der Fettmasse (FM) beitragen kann.[135]

DER EINFLUSS DES FETTGEWEBES

Fettgewebe ist ein riesiges, hochkomplexes und zusammenhängendes Organ, das permanent unzählige hormonelle Botenstoffe aussendet. Auch wenn Bauch- und Unterhautfett oder das Fett aus einem Lipödem räumlich voneinander getrennt sind, stehen sie dennoch in einem ständigen Kontakt und Austausch von biochemischen Signalen. Ein wichtiger Mechanismus bei der Entstehung von Übergewicht beruht auf der sich schleichend entwickelnden Resistenz von hormonellen Stoppsignalen. Man möchte fast sagen, die Signale leiern durch ihren übermäßigen Gebrauch aus.

Das können wir uns folgendermaßen vorstellen: Mit jedem Happen, den wir zu uns nehmen, werden im Netzwerk unseres Körpers mithilfe von Abertausenden Messengern, den Hormonen, sämtliche Informationen über die Zusammensetzung und Menge der Nahrung an die anderen Organe und das Gehirn weitergeleitet. Das Gehirn wiederum meldet bestimmte hormonelle Signale zurück an Organe wie Magen, Darm, Pankreas und Speicheldrüsen. Auf den vom Gehirn gesendeten Signalen steht quasi ein großes Stoppschild, das den Organen mitteilt: »Ich bin satt, hör auf zu futtern, sonst wird's mir übel!« Je häufiger wir uns aber sukzessive immer ein wenig weiter etwas einverleiben, umso zahnloser werden diese Hormon-Warnhinweise.

Das hat zur unliebsamen Konsequenz, dass wir immer noch mehr verschnabulieren und mit der Zeit immer weniger Sättigung verspüren. Es ist ein bisschen wie in einer großen Stadt mit hohem Verkehrsaufkommen und Staus ohne Ende; in einem solchen Umfeld werden einfach sehr viel mehr Stoppschilder und rote Ampeln ignoriert und überfahren, und die Stoppschilder verlieren ihre beabsichtigte Wirkung.

Die Medizin weiß bisher sehr wenig über die genauen molekularen Mechanismen der Adipositas. Was sie weiß, ist, dass die Milliarden Fettzellen im Inneren unseres Körpers im Bereich der inneren Organe, dem bereits erwähnten Bauch- oder viszeralen Fett, ab einer gewissen Größe vermehrt – potenziell – toxische Stoffe freisetzen, die eine schwelende, chronische Entzündung evozieren. Diese Hormone aus dem Fettgewebe sind besagte Adipokine, kleine hormonelle Entzündungs-Messenger, die in den ganzen Körper ausschwärmen und dort ihr Unwesen treiben. Das führt unter anderem an unseren Blutgefäßen zu einer vorzeitigen Arterienverkalkung. Anhand der Höhe der Adipokinspiegel im Blut kann übrigens bereits Jahre vor Auftreten der Arterienverkalkung deren Entstehungsprozess gemessen werden.

Alle unsere Blutgefäße zusammen messen circa 100 000 Kilometer. Man stelle sich vor: An dieser fantastischen Menge für unser Leben und unsere Gesundheit so wichtiger Bahnen verrichten diese Entzündungsstoffe aus dem Fettgewebe kontinuierlich ihr destruktives Werk.

Gift aus dem Fettgewebe

Seit mehreren Jahrzehnten suchen Wissenschaftler nach dem biochemischen Zusammenhang zwischen Übergewicht und dem erhöhten Auftreten von Arterienverkalkung und Folgekrankheiten wie Herzinfarkt und Schlaganfall. Das Bindeglied könnte eine relativ neu entdeckte Gruppe von Hormonen aus dem Fettgewebe sein: die bereits erwähnten Adipokine. Man hat erst einige Hundert dieser Hormone identifiziert, von denen man noch nicht weiß, wie sie genau wirken. Was man weiß, ist, dass sie ab einer bestimmten Menge an Fettzellen ziemlich giftig werden können; sie haben nämlich die unangenehme Eigenschaft, Entzündungen an den Gefäßwänden hervorzurufen und die Neigung zur Ausbildung von Blutgerinnseln (Thrombosen) zu erhöhen. Die Folge ist eine zunehmende Verengung unserer Blutgefäße, bis schließlich gar kein Blut mehr hindurchfließen kann.

Die Adipokine setzen außerdem dem wichtigen Hormon Insulin, das den Blutzucker in unsere Zellen befördert, dahin gehend zu, dass es nicht mehr richtig wirken kann (Insulinresistenz). Außerdem lösen sie im Körper eine schleichende (okkulte) Dauerentzündung aus, die sich auf alle Organe inklusive des Gehirns auswirkt. Das Fatale dabei ist, dass sie mithin *undercover* agieren.

Sie sind an der Entstehung von Diabetes mellitus Typ 2, Arteriosklerose, Bluthochdruck und möglicherweise auch Demenz beteiligt.[136] In einer Studie konnte nachgewiesen werden, dass diese permanent ausgesendeten kleinen Entzündungsmoleküle bestimmte Immunzellen im Gehirn dazu veranlassen, gesundes Hirngewebe abzubauen. Und auch ein Zusammenhang zwischen der Höhe der Leptinspiegel und der Wahrscheinlichkeit der Entstehung von Brustkrebs ist bereits hergestellt worden.[137] Für all diese Prozesse scheint es einen gewissen Kipppunkt zu geben: Ab einer bestimmten Größe und Menge der Fettzellen steigen diese dann wohl vermehrt in die Produktion von Entzündungsstoffen ein. Bei einer geschätzten Zahl von über 100 Milliarden Fettzellen pro Mensch kann man sich vorstellen, dass diese Entzündungsprozesse richtig ins Gewicht fallen.

Die meisten Adipokine haben mehr oder weniger zungenbrecherische Namen wie »Adiponectin«, »Chemerin«, »Interleukin-6 (IL-6)«, »monocyte chemotactic protein-1 (MCP-1)«, »Plasminogen activator inhibitor-1 (PAI-1)«, »TNF-α (Tumornekrosefaktor alpha)« und »hochsensitives C-reaktives Protein (hs-CRP)«. Übrigens: Arteriosklerose, die wesentliche Ursache von Herz-Kreislauf-Erkrankungen, geht bei vielen Patienten Hand in Hand mit einer Entzündungsreaktion der Blutgefäße, die das C-reaktive Protein ansteigen lässt. Dass diese Entzündung das Fortschreiten der Arteriosklerose beschleunigt, konnten amerikanische Ärzte vom Brigham and Women's Hospital in Boston an einer Analyse von über 30 000 Patienten und Patientinnen zeigen. Nach den im Fachmagazin *The Lancet* publizierten Ergebnissen kam es bei den Teilnehmern mit den höchsten CRP-Werten im Verlauf der Studie signifikant häufiger zu Herz-Kreislauf-Ereignissen.[138]

Interessanterweise sind viele dieser Stoffe auch bei Immunprozessen beteiligt. Das passt zu der Tatsache, dass sich im Fettgewebe vermehrt Zellen für die Immunabwehr finden – geradezu als ob diese Zellen dort eine Krankheit abwehren müssten. Leider haben diese Immunzellen die Eigenschaft, auch viele Entzündungsstoffe zu produzieren, die normalerweise der Abwehr von Bakterien und Tumorzellen dienen. Und schon sind wir mittendrin in einem Teufelskreis der chronischen Entzündung.[139]

Fettzellen haben aber auch extrem wichtige Funktionen, denn sie dienen als Hormonlieferanten, unter anderem für Sexualhormone. Zu viele davon führen bei jungen Mädchen zum vorzeitigen Eintritt der Pubertät, zu wenige bei untergewichtigen Mädchen und Magersüchtigen zu einem Ausbleiben oder verspätetem Eintritt der Pubertät. Bei Männern hat der Überschuss an Fettgewebe und der damit einhergehende Überschuss an Östrogenen oft Folgen wie Erektionsstörungen, Entstehung einer Männerbrust (Gynäkomastie) oder Fruchtbarkeitsstörungen.

Das erste Adipokin wurde wie gesagt 1994 entdeckt und bekam den Namen »Leptin«. Es ist ein wichtiges Hormon für die Steuerung des Hunger- und Sättigungsgefühls und eignet sich sehr gut als Maß für die Menge an Speicherfett im Körper. Hiermit entdeckt man auch die verstecktesten Fettdepots, zum Beispiel bei den ebenfalls bereits erwähnten TOFIs *(thin on the outside – fat on the inside)*, ebenjenes »viszerale« Fett. Es gilt bekanntlich als besonders kritisch, denn es sendet – anders als Unterhautfettgewebe – sehr viele der genannten schädlichen Signale aus.

Es gibt eine seltene, relativ neu entdeckte Krankheit, bei der das Hormon Leptin defekt ist und nicht wirken kann. Diese Menschen haben durch die Unwirksamkeit dieses Hormons überhaupt kein Sättigungsgefühl, was zu extremem Übergewicht führt. Publiziert in einem der ranghöchsten medizinischen Fachjournals, dem *New England Journal of Medicine*, haben Wissenschaftler des Universitätsklinikums Ulm diese neue Krankheit bei einem Jungen beschrieben, der mit zweieinhalb Jahren bereits über 33 Kilo wog.[140] Die Therapie dieser Erkrankung besteht übrigens ganz simpel darin, das defekte Hormon in Spritzenform als intaktes Hormon zuzuführen, ein eindrückliches Beispiel für die segensreichen Auswirkungen der modernen Medizin und Pharmakologie, dank denen solche natürlichen Hormonersatztherapien möglich geworden sind. Was an diesem besonderen Fall deutlich wird, ist die Tatsache, wie wichtig das Funktionieren der hormonellen Signalübertragungswege im Körper ist und wie sehr diese hormonellen Signale darüber entscheiden, ob wir schlank bleiben oder übergewichtig werden.

Eine andere bemerkenswerte Arbeit an Mäusen konnte zeigen, wie wichtig wiederum das Adipokin »Adiponektin« für den Körper ist. Bei Mäusen, bei denen das Adiponektin-Gen gentechnologisch ausgeschaltet wurde, bildeten sich vermehrt arteriosklerotische Gefäßveränderungen. Die inneren Gefäßwände von Mäusen ohne Adiponektin waren also deutlich dicker im Vergleich mit Kontrolltieren. Ausreichend hohe Adiponektinspiegel sind also ein natürlicher Schutzfaktor für die innere Gefäßschicht, das Endothel.

Bei schlanken Menschen finden sich hohe Adiponektinspiegel, bei Übergewichtigen niedrige. Andere Arbeiten kamen sogar zu dem Ergebnis, dass man anhand niedriger Adiponektinspiegel die Entstehung eines Diabetes mellitus Typ 2 mit einer gewissen Wahrscheinlichkeit voraussagen könne.[141]

Ein Toleranzverlust im Immunsystem

Forschungsergebnisse deuten darauf hin, dass Überernährung zu einem Toleranzverlust im Immunsystem führen und damit seine Überreaktion auslösen kann, mit der Folge des vermehrten Entstehens von Autoimmunerkrankungen.[142] Auch die reduzierte Abwehrlage von Übergewichtigen bei einer Infektion mit Corona dürfte auf diese Veränderungen im Immunsystem zurückzuführen sein. So haben beispielsweise bereits adipöse Kinder ein bis zu 1,9-fach erhöhtes Risiko, im Jugendalter an einer Multiplen Sklerose (MS) zu erkranken. MS ist ja eine chronisch-entzündliche neurologische Autoimmunerkrankung mit sehr unterschiedlichen Symptomen. Bei ihr werden die Markscheiden angegriffen, das sind sozusagen die »Drahtisolierungen« der Nervenfasern. Es entstehen an diesen Stellen typische entzündliche Entmarkungsherde, die vermutlich durch (fehlgeleitete) körpereigene Immunzellen verursacht werden.

Bei diesen immunologischen Phänomenen im Zusammenhang mit der Adipositas kommt es zu einer Überstimulierung von T-Lymphozyten, einer Gruppe von weißen Blutzellen aus dem Organ Thymus – deshalb der Name »T-Lymphozyten«. Das Fettgewebe, hier insbesondere das Bauchfett, ist ein immunologisch hochaktives Organ mit Einfluss auf die komplette Immunabwehr des Körpers. Auslöser könnten das vom Fettgewebe freigesetzte Hormon Leptin und verschiedene andere Zytokine sein. Auch Insulin und der insulinähnliche Wachstumsfaktor 1 (IGF-1 *[insulin-like growth factor]*) haben Einfluss auf die Signalübertragung in den Abwehrzellen. Im Immunsystem kommt es zu einem Anstieg von entzündungsfördernden (proinflammatorischen) Zellen und zu einem Rückgang der regulatorischen T-Zellen mit der Folge, dass vermehrt Autoantikörper – das sind gegen den Körper selbst gerichtete Antikörper – gebildet werden und das Risiko einer Autoimmunerkrankung hierdurch zunimmt.

Eine andere, von Frauen gefürchtete Autoimmunerkrankung ist die Endometriose. Aus der Beobachtung unserer persönlichen klinischen Erfahrung vieler Frauen mit Übergewicht und Endometriose wissen wir, dass es durch die Gewichtsreduktion häufig auch zu einer Besserung der Endometriose-Beschwerden kommt. Allerdings gibt es dafür keinerlei wissenschaftliche Daten. Es entbehrt jedoch nicht einer gewissen Logik, dass die immunologischen Vorgänge aus dem Fettgewebe sich mit den immunologischen Vorgängen der Endometriose verstärken könnten.

TEMPERATUR UND HORMONE

Wir haben es nun schon mehrfach erwähnt: Unser Körper ist darauf programmiert, Nahrung effizient zu verwerten und Reserven anzulegen, um für Hungerperioden gerüstet zu sein. Was uns dabei aber fehlt, ist ein natürlicher Mechanismus, der überschüssige Pfunde aktiv reduziert. Stattdessen ist der Körper evolutionär darauf angelegt, Gewichtsverlust um jeden Preis zu vermeiden. Angesichts unserer Überflussgesellschaft ist das ein absolutes Dilemma; heutzutage schlank zu bleiben, fällt vielen Menschen verständlicherweise schwer, da unser biologisches System schlichtweg nicht darauf ausgerichtet ist, mit diesem dauerhaften Überangebot an Nahrung umzugehen. Hinzu kommt unser Mangel an körperlicher Aktivität mit immer weiter um sich greifendem sitzendem Lebensstil. Allein hierdurch werden bis zu 350 verbrannte Kalorien am Tag verschenkt, die sich in Form von zusätzlichen Fettdepots auf uns niederlegen.[143]

Doch betrifft das nicht alle Menschen gleichermaßen: Diverse Studien in den letzten Jahren konnten zeigen, dass manche Probanden deutlich weniger zunahmen als andere, und das, obwohl die Nahrungsaufnahme und auch die körperliche Aktivität identisch waren.[144]

Wir haben es bereits angedeutet: Neben ausreichender Bewegung, einer ausgewogenen Ernährung, dem Verzicht auf Noxen wie Rauchen, der Vermeidung von negativen Umwelteinflüssen, ausreichend und regelmäßigem Schlaf, Stressreduktion durch Coping wird immer wieder auch die Temperatur als mögliche Säule in der Prävention und Bekämpfung von Übergewicht betrachtet.[145] Dabei gibt es einen ganz einfachen Leitsatz: Je mehr Wärme der Körper erzeugt, desto mehr Kalorien und Fett verbrennt er dabei. Da wir heutzutage kaum noch frieren müssen, ermangelt es unserem Körper an jeglicher Notwendigkeit, extra Wärme zu produzieren. Das Einbauen von kleinen Kältereizen im Alltag wie einer Anpassung der Raumtemperatur im Schlafzimmer oder – in extremer Form – das sich immer größerer Beliebtheit erfreuende Eisschwimmen können als Maßnahme der Fettverbrennung gesehen werden. Aber warum ist das so?

Lassen Sie uns das Ganze aus der hormonellen Perspektive betrachten: Kältereiz verbessert die Wirkung des blutzuckersenkenden Hormons Insulin. Bei Diabetikern sinkt dadurch sogar nachweislich der Insulinbedarf. Das konnte in einer Studie bewiesen werden, bei der die Teilnehmenden eine Stunde lang einen speziellen Kälteanzug trugen, der die Körpertemperatur so weit senkte, bis sich Muskelzittern einstellte. Ein vor und nach der Abkühlung im Anzug durchgeführter oraler Glukosetoleranztest (oGTT) zeigte, dass sowohl die Blutzuckerwerte als auch die Blutfette, die Lipidspiegel, und der Blutdruck der Teilnehmer durch den Kältereiz signifikant reduziert wurden. Die Ergebnisse wurden auf der Tagung der European Association for the Study of Diabetes 2022 in Stockholm vorgestellt.[146]

Ein weiterer Ansatz: Im Falle des Eisbadens führt das Eintauchen des Körpers in kaltes Wasser zu unmittelbaren Veränderungen im Stoffwechsel, und zwar im Metabolismus unseres Fettgewebes. Wir unterscheiden zwischen weißem, beigem und braunem Fett. Weiße Fettzellen machen die überwiegende Zahl unserer Fettzellen aus und fungieren als Energiespeicher in Zeiten von Nahrungsmangel, weshalb sie nur schwer abzutrainieren sind. Auch diese Zellen sind Teil unseres großartigen evolutionsbiologischen Erbes: Als der Mensch sich noch tagelang auf Nahrungssuche begab, waren diese Reserven eine Überlebensversicherung. Braunes und beiges Fettgewebe verbrennt aktiv Kalorien, um Wärme zu erzeugen und vor Kälte zu schützen, wie eine eigene Körperheizung.[147] Es kommt nur in winzig kleinen Mengen im Körper vor und wird leider mit zunehmendem Alter immer weniger; lediglich Säuglinge verfügen über viel davon, da sie sich noch nicht durch Muskelzittern gegen den Kältetod schützen können.

Braunes Fettgewebe ist ein ganz besonderes Gewebe, das man sich wie kleine Kernreaktoren in unserem Körper vorstellen kann. Hier finden unglaubliche zelluläre Kettenreaktionen statt, die dazu führen, dass innerhalb von kürzester Zeit weißes Fettgewebe verbrannt und in Wärme umgewandelt wird. Der Stoff, der diese Kettenreaktion auslöst und das Ganze möglich macht, hat den bezeichnenden Namen »Uncoupling protein 1« (UCP1).

Die Idee, dass braunes Fettgewebe bei der Entwicklung von Übergewicht eine Rolle spielt, ist übrigens nicht neu: Bereits vor vier Jahrzehnten konnte in Tierexperimenten mit Ratten nachgewiesen werden, dass diejenigen Tiere, die viel braunes Fettgewebe hatten, besser vor Übergewicht geschützt waren.[148] Hierbei bekamen zwei Vergleichsgruppen identisches Futter; eine Gruppe musste nachts jedoch in einer Kältekammer schlafen. Diese Gruppe blieb schlank, während die andere Gruppe fett wurde. Bei den schlanken Nagern fanden die Forscher einen erhöhten Anteil an braunem Fettgewebe, das – wie gesagt – Energie verbrennt, statt Energie als weiße Fettpolster zu speichern.

Dass der Körper jedoch in der Lage ist, weißes in braunes Fett umzuwandeln, hat die Wissenschaft erst vor relativ kurzer Zeit herausgefunden. Vermutlich dringen braune Fettgewebszellen in das weiße Fettgewebe ein und bilden dort ein Netzwerk von kleinen Inseln, die das weiße Fettgewebe unterwandern und als Nahrung benutzen. Wir werden in den nächsten Jahren wohl noch viele Forschungsergebnisse zu diesem relativ neuen Thema erhalten. Möglicherweise hat das braune Fettgewebe sogar ab einer bestimmten Konzentration die Funktion eines molekularen Schalters, der unseren gesamten Stoffwechsel quasi von dick auf dünn umschalten kann.

Würde es den Forschenden gelingen, weißes in braunes Fett umzuwandeln, hätten wir mit Sicherheit ein neues Schlankheitsmittel. Aber so weit ist die Wissenschaft noch nicht. Schon jetzt gibt es aber ein einfaches Mittel, das denselben Effekt hat: Eisschwimmen. Es klingt verrückt, doch: Das Bad im Eiswasser macht womöglich tatsächlich schlank. Eine große Übersichtsarbeit aus dem Jahr 2022 fand klare Hinweise dafür, dass beim Eisbaden unser überschüssiges weißes Fettgewebe schmilzt.[149] Aber Vorsicht: Beim Eisbaden schickt man den Körper in eine – zunächst bedrohliche – Notfallsituation. Alle Blutgefäße in den Armen und den Beinen ziehen sich zusammen, um die Durchblutung und den damit verbundenen Wärmeverlust zu reduzieren. Das ist deshalb ausschließlich für herzgesunde Menschen eine ratsame Aktivität! Jeder, der auch nur geringste Zweifel bezüglich seiner Herzgesundheit hat, sollte sich vorher gründlich kardiologisch durchchecken lassen. Außerdem sollte man niemals allein ins Wasser gehen und immer den Kopf oben behalten; wir geben 30 Prozent unserer Körperwärme über den Kopf ab. Beim Eisschwimmen darf man deshalb niemals untertauchen, da der Wärmeverlust und die Folgereaktionen tödlich sein können!

Wie gesagt besteht neben der Kälteexposition ein weiterer hochinteressanter Zusammenhang zwischen der Menge an braunem Fettgewebe eines Menschen und einer besonderen Form des Schilddrüsenhormons, nämlich des aktiven Schilddrüsenhormons fT3, das die Fähigkeit besitzt, die Bildung von braunem Fettgewebe zu fördern – ein Umstand, den wir uns bei der Adipositas-Therapie wann immer möglich zunutze machen sollten. Und eine weitere nahezu unglaubliche Erkenntnis, die wir ebenfalls schon angesprochen haben, stammt aus einer aufwendigen experimentellen Arbeit an Mäusen.[150] Hier konnte nachgewiesen werden, dass starke Kälteexposition innerhalb kürzester Zeit Einfluss auf die Gene in den Spermien der männlichen Tiere nahm und der Nachwuchs dieser Tiere mehr braunes Fettgewebe bildete, schlanker blieb und sich sich besser an Unterkühlung anpassen konnte: Es handelt sich also um eine epigenetische Veränderung.

VON DER CHIRURGISCHEN ZUR HORMONELLEN MAGENVERKLEINERUNG

Es ist noch nicht allzu lange her, da sind Verzweifelte aus ganz Europa in die Türkei gereist, um sich Botox in die Magenwand spritzen zu lassen, wodurch die Magenmuskeln unwirksam werden. Die Bewegungen des Magens werden so verringert, und die Nahrungsmittel bleiben lange Zeit dort. Der Patient erfährt Appetitlosigkeit, ein Gewichtsverlust wird erreicht. Der Grund für dieses Unterfangen mit zum Teil lebensbedrohlichen Komplikationen: Es gab bis vor Kurzem nur begrenzte Möglichkeiten, mithilfe von Medikamenten Gewicht zu verlieren.

Da mit den üblichen Abnehmprogrammen bei den meisten Menschen in der Regel nur wenige Pfunde ihres Körpergewichts das Hasenpanier ergreifen, und das unter meist großen Anstrengungen und mit nur mäßigem Erfolg, wurden bekanntlich für sehr stark übergewichtige Menschen allerdings chirurgische Verfahren der Magenverkleinerung (bariatrische Verfahren) entwickelt, die Gewichtsreduktionen in einer Größenordnung von bis zu 30 Prozent möglich machen. Diese Verfahren richten sich vordergründig an Menschen, die 50 bis 100 Kilogramm ihres Ausgangsgewichts verlieren müssen. Obwohl viele Patienten diesen operativen Maßnahmen skeptisch gegenüberstehen (chirurgische Interventionen sind immer mit einem gewissen Risiko verbunden), steigt die Anzahl der Eingriffe jährlich an. Allerdings muss an dieser Stelle gesagt werden, dass die Verfahren heutzutage sehr sicher sind, da sie überwiegend minimalinvasiv durchgeführt werden. Zudem verfügen wir über Langzeitbeobachtungen, die ganz klar belegen können, dass durch diese Eingriffe eine Lebensverlängerung von fünf oder mehr Jahren möglich ist.

In der letzten Zeit kamen nach und nach verschiedene hormonelle Therapeutika auf den Markt. Sie ermöglichten Gewichtsreduktionen von anfangs um die 5 bis 10 Prozent. Mittlerweile sind um die 20 Prozent Gewichtsreduktion möglich – das ist ein bisher nie dagewesener Erfolg! Weitere, noch effizientere Präparate befinden sich bereits in der Entwicklung. Obwohl naturgemäß noch keine Langzeitbeobachtungen verfügbar sind, können wir von einer hochpositiven Nutzen-Risiko-Bilanz sprechen. Der hohe medizinische Nutzen lässt sich darin begründen, dass bereits ab einer Reduktion von 10 Prozent des Ausgangsgewichts und darüber hinaus ein signifikanter Rückgang von Adipositas-Folgeerkrankungen zu erwarten ist.

Abnehmspritzen allein werden allerdings niemals das Problem der Adipositas lösen können; sie werden uns allerdings zu einem entscheidenden Durchbruch, wenn nicht sogar zu einem Dammbruch verhelfen. Denn die Erfolge dieser Abnehmspritzen ermöglichen uns, unser Leben wieder in eine gesunde Bahn zu bringen. Große Bedeutung für die Langzeiterfolge dieser neuen Therapien haben weiterhin: ein profundes Wissen und Bewusstsein über Ernährung, eine nachhaltige, dauerhafte und verlässliche Ernährungs- und Verhaltensumstellung, eine Anpassung der Lebenswelten und – nicht zuletzt! – tägliche, lebenslange körperliche Aktivität.

In welche Richtung entwickeln sich nun diese verschiedenen Verfahren? Bei den mittelgradig übergewichtigen Patienten wird es in Zukunft sicherlich einen Trend zu den medikamentösen

Verfahren in Form der Abnehmspritze geben, während für die schwer übergewichtigen Menschen die chirurgischen Verfahren weiter große Bedeutung haben werden, vermutlich in Kombination mit den neuen hormonellen Methoden. Die zunächst nur in Spritzenform angebotenen hocheffizienten GLP-1-Therapeutika sind seit einiger Zeit auch in Tablettenform erhältlich.[151]

Was die Zukunft sonst alles noch bringen wird, ist völlig offen, vieles ist tierexperimentell in Erprobung. Ob es gelingen wird, braunes und beiges Fettgewebe künftig medikamentös zu stimulieren, wird sich zeigen. Eine gewisse Stimulation dieses »guten« Fettgewebes ist ja schon jetzt mit endokrinologischen Standardverfahren über eine gezielte Applikation bestimmter Kombinationen aus natürlichen Schilddrüsenhormonen möglich.

Altbekannte Gewichtsreduzierer

Ein alter – aber immer noch wichtiger –, vielen als Diabetes-Medikament bekannter Kandidat der Gewichtsreduktion ist wie gesagt Metformin, synthetisch hergestellt aus bestimmten Verbindungen einer Pflanze namens Geißraute (Galega officinalis). Auch Metformin kommt klassischerweise bei Diabetes mellitus Typ 2 zum Einsatz. Im Bereich der Gynäkologie wird dieses Medikament seit ganz vielen Jahren für Frauen mit polyzystischem Ovarsyndrom (PCO) eingesetzt, mit teilweise sehr guten Effekten auf das Gewicht. Es ist nicht nur eines der ältesten, sondern auch das am häufigsten verabreichte orale Antidiabetikum.

Metformin verringert das Auftreten von kardiovaskulären Ereignissen bei Menschen mit Typ-2-Diabetes, indem es auf den Blutzucker- und Insulinspiegel wirkt und den Effekt des körpereigenen Insulins verstärkt. Durch die Behandlung der Insulinresistenz sinkt auch das Hungergefühl, wodurch das Abnehmen erleichtert wird. Metformin verursacht dabei keinen Unterzucker. Dieser Fakt fand in der medizinischen Literatur erstmalig in den 1920er-Jahren Erwähnung.[152]

Die durchschnittliche Gewichtsreduktion bei Nichtdiabetikern liegt bei 5 bis 7 Kilogramm pro Jahr.[153] Die Effizienz steigert sich noch einmal deutlich bei der Kombination von Metformin mit den neuen Therapeutika der Abnehmspritze.

Versuche mit reinen Diätpillen gibt es ebenfalls schon länger. 1999 kam die erste richtige Diätpille, Xenical, auf den Markt, doch der große Erfolg blieb aus: Sie hatte zu wenig Effekt und zu viele Nebenwirkungen. Xenical wirkt im Verdauungstrakt und verhindert, dass ein Teil des Fettes im Essen, das man zu sich genommen hat, verdaut wird. Es heftet sich an bestimmte Enzyme (Lipasen) und hindert diese chemischen Scheren an ihrer Arbeit, mit der Folge, dass ein Teil der Fette nicht aufgenommen werden können.

Bereits damals entwickelte man übrigens die neue Wirkstoffgruppe der GLP-1-Agonisten; diese bereiteten den Forschern allerdings noch erhebliches Kopfzerbrechen, denn die Substanzen wurden im Körper extrem schnell abgebaut, und man war sich noch gar nicht sicher, ob und wie sie jemals einsatzfähig sein würden. Intensivste, großartige Forschungsarbeit hat schließlich dazu geführt, dass im Jahr 2014 diese Gamechanger und Hoffnungsträger auf den Markt kommen konnten.

Die Abnehmspritze – eine Revolution in der Adipositas-Therapie

Wie wir gesehen haben, wird das Körpergewicht entscheidend durch Hormone gesteuert, unter anderem – hier beispielhaft herausgegriffen – das Leptin und das GLP-1. Bei der Adipositas geraten diese fein justierten Regelsysteme aus dem Gleichgewicht, genauso wie beim Typ-2-Diabetes. Beide Krankheiten weisen zahlreiche Gemeinsamkeiten auf, vermutlich handelt es sich bereits bei vielen Formen von Übergewichtigkeit um eine Vorstufe des Diabetes (Prädiabetes). Dabei werden in den hormonellen Schaltkreisen Stellgrößen verändert, die zu einer vermehrten Energiezufuhr und einem reduzierten Energieverbrauch führen, mit der fatalen Folge der Gewichtszunahme.

Defekte beim Leptin, das die zentralnervöse Regulation von Hunger und Essverhalten steuert, führen zu Übergewicht, da Hunger und Sättigung nicht mehr in Abhängigkeit zur Körperfettmasse gesteuert und gebremst werden. GLP-1 ist wie gesagt ein weiteres wichtiges Hormon, das dem Gehirn meldet, wann es reicht mit der Nahrungsaufnahme. Das Gehirn wiederum veranlasst dann die entsprechenden Organe (Speicheldrüsen, Magen, Darm), die Nahrungsaufnahme zu beenden.

GLP-1 ist neben GIP das bedeutsamste Hormon für den sogenannten Inkretin-Effekt. Dieser Effekt bedeutet, dass über den Magen aufgenommene Glukose im Vergleich zu über die Vene aufgenommener eine höhere Insulinausschüttung zur Folge hat. GLP-1 unterdrückt zudem das Hungergefühl. Es gehört – pharmakologisch – zu den Neuentdeckungen und ist Teil der Abnehmspritzen wie Wegovy, Ozempic und Mounjaro, die primär für die Behandlung des Diabetes entwickelt wurden und in Europa nur als verschreibungspflichtige Medikamente zugelassen sind. GLP-1-Rezeptor-Agonisten oder GIP/GLP-1-Rezeptor-Koagonisten gelten mittlerweile bei Menschen mit Typ-2-Diabetes einer Basalinsulin-Therapie als überlegen. Das zeigt eine Metaanalyse an fast 12 000 Patienten aus zwanzig randomisiert-kontrollierten Studien.[154]

Im *New England Journal of Medicine* erschien eine sechzehnmonatige Studie unter Beteiligung von Zwölf- bis Achtzehnjährigen: Aufgrund dieser kontrollierten Studie an 201 randomisierten Patienten zeigte sich, dass eine 2,4-Milligramm-Semaglutid-Spritze pro Woche bei mehr als einem Drittel der übergewichtigen Jugendlichen zusammen mit einer begleitenden Verhaltenstherapie das Körpergewicht durchschnittlich um mindestens 20 Prozent senken konnte – im Vergleich zur Kontrollgruppe, die ein Placebo erhielt und kaum Gewicht verlor.[155]

Man fühlt sich unter GLP-1-Wirkung satter, zufriedener und hat insgesamt weniger Hungergefühle. Was gut ist, denn die Krux bei Übergewicht ist ja die, dass die hormonellen Signalwege und Stoppschilder, die uns unser gesundes Sättigungsgefühl vermitteln, nicht mehr richtig funktionieren. Mithilfe der GLP-1-Agonisten kommt es innerhalb von kürzester Zeit zu einer Quasi-Umprogrammierung, einem Reengineering unseres Gehirns in Bezug auf unser Essverhalten.

Ein interessanter Nebeneffekt, der auch durch die Wirkung auf bestimmte (Sucht-)Areale unseres Gehirns erklärt wird, ist die Tatsache, dass GLP-1 nicht nur dämpfenden Einfluss auf unser Essverhalten hat, sondern auch auf unseren Alkoholkonsum: Unter der Abnehmspritze sinkt er deutlich, bei manchen Menschen kommt es sogar zum kompletten Verzicht.[156] Dazu gibt es natürlich auch tierexperimentelle Daten – an Ratten –, allerdings hat die klinische Erfahrung in der täglichen Anwendung von Semaglutid dies bereits tausendfach gezeigt.

Und hier schließt sich der Kreis bezüglich der Auffassung, dass es sich bei der Adipositas um eine Suchterkrankung handelt, da dasselbe Hormon, das die Esssucht beeinflusst, offensichtlich auch bei der Alkoholsucht eine wichtige Rolle spielt. Ein amerikanisches Kulturmagazin, *The Atlantic,* schrieb denn auch: »Haben Wissenschaftler versehentlich ein Medikament gegen Sucht erfunden? Menschen, die Ozempic zur Gewichtsreduktion einnehmen, sagen, dass sie auch mit dem Trinken, Rauchen, Shoppen und sogar mit dem Nägelkauen aufgehört haben.«[157]

Es ist eine weitere Spritze auf dem Markt, die an den Andockstellen für GLP-1 und für GIP wirkt: Tirzepatid. In der EU ist das Medikament jedoch nur als Diabetesmittel zugelassen. Die Effizienz in Bezug auf die jährliche Gewichtsreduktion hat sich in den letzten zehn Jahren in etwa verdreifacht.

Das Medikament Retatrutid des Unternehmens Eli Lilly ist das neueste Medikament, das sich aktuell in der Pipeline befindet. Es dockt an den drei für die Sättigung und am Energiestoffwechsel beteiligten Hormonen GLP-1, Glucagon und GIP an; es handelt sich um einen sogenannten GIP/GLP-1/Glucagon-Tri-Agonisten. Die zu erwartende Gewichtsreduktion dürfte noch einmal höher liegen.[158] Solche Polyagonisten vereinen sozusagen die Wirkung von verschiedenen, unabhängigen Hormonen in einem einzigen Molekül, ziemlich genial! Es handelt sich gewissermaßen um synthetische, ultrapotente Mastermoleküle.[159]

Eine weitere Frage, die sich viele stellen, ist die, ob man solche Medikamente lebenslang nehmen muss. Grundsätzlich sind auch diese neuen Medikamente natürlich keine Garantie für langfristigen Erfolg, denn sie wirken nur, solange man sie nimmt. Allerdings gibt es – auch nach Absetzen – Sekundäreffekte, die auf der neuronalen Wirkungsebene basieren, denn diese Hormone führen zu einem Reengineering bestimmter Hirnareale hin zu besserer Suchtkontrolle. Nach unseren klinischen Erfahrungen gibt es Menschen, die nach dem Absetzen wieder die volle Kontrolle über ihr Essverhalten erlangen und die Therapie nicht mehr benötigen.

Es gibt andere, die es nicht ganz schaffen, allerdings dann mit deutlich geringeren Dosen auskommen. Und es gibt eine kleine Gruppe von Patienten, die aufgrund der Schwere ihrer Adipositaskrankheit die Medikamente dauerhaft nehmen müssen, was angesichts einer ernsten chronischen Krankheit auch nur logisch ist. Und sicher ist es falsch, solche Medikamente ohne die nötige Änderung des Lebensstils zu verabreichen. Die Studien, die seitens des Herstellers durchgeführt wurden, bestanden immer aus einem Gesamtkonzept: ärztliche und ernährungstherapeutische Begleitung plus Sport.

Eines haben wir in jedem Fall gelernt: Die Beeinflussung unseres Gehirns, also unser im Rahmen dieser neuen Therapien stattfindendes Reengineering unserer grauen Zellen, ist die entscheidende Voraussetzung für unseren wieder gesundenden Körper. Eine großartige Wiederbelebung des alten Satzes »Mens sana in corpore sano«: »Ein gesunder Geist [wohne] in einem gesunden Körper.«

Zu Risiken und Nebenwirkungen fragen Sie …

Ernsthafte Nebenwirkungen traten bei 11 Prozent der Patienten und Patientinnen auf, die mit Semaglutid behandelt worden waren, und bei 9 Prozent der Patienten, die lediglich ein Placebo (also gar nichts) erhielten.

Dies ist, nebenbei bemerkt, ein beredtes Beispiel für Placebo- und Noceboeffekte in der Medizin. Sorgen sich Menschen vor Nebenwirkungen, da sie bereits viel darüber gehört und gelesen haben, leiden sie viel mehr unter diesen, als wenn sie einer Behandlung zuversichtlich entgegensehen. In dem vorliegenden Fall machten sich beide Patientengruppen ganz offensichtlich dieselben Sorgen (zwischen 9 und 11 Prozent ist in diesem Zusammenhang kein nennenswerter Unterschied), was ganz offensichtlich die Nebenwirkungsrate beeinflusst hat. Wir können dieses Phänomen anhand der Tausenden von Patienten, die bei uns mit diesen Medikamenten behandelt werden, voll und ganz bestätigen.

Aber wie bei allen Medikamenten gibt es selbstverständlich auch Nebenwirkungen, die häufig mit der Wirkung des Medikaments zusammenhängen, die aber in den meisten Fällen passager und extrem dosisabhängig sind. Das heißt, sie lassen sich durch ein Feintuning der Gabe weitestgehend vermeiden. Das können wir auch aus unseren intensiv durchgeführten Selbstversuchen bestätigen. Die häufigsten Nebenwirkungen sind in der Übersicht aufgeführt.

Die häufigsten unter GLP-1/GIP auftretenden Nebenwirkungen

In absteigender Reihenfolge (es handelt sich um Erfahrungen aus unserem klinischen Alltag):

- **Nausea (Übelkeit, oft auch nur leichtes Magendrücken),**
- **Erbrechen (meist ein bis wenige Tage nach der Injektion, da dann die höchsten Blutspiegel an GLP-1 vorliegen),**
- **oft selektiv reduzierter Appetit (gegen ganz bestimmte Speisen und Getränke wie Kaffee, Alkohol, Süßes), kann als Belastung empfunden werden,**
- **Verstopfung (die hartnäckig sein kann, weswegen man dann viel trinken sollte),**
- **Reflux (vor allem bei denen, die auch schon vorher dazu neigten),**
- **Müdigkeit, Fatigue (nicht klar, ob dies nicht ein Effekt des Abnehmens selbst ist) und**
- **Durchfall (selten und durch die Wirkung des Medikaments nicht erklärbar).**

Eine vielfach befürchtete Begleiterscheinung liegt im vermehrten Auftreten von Schilddrüsenkarzinomen. Es gibt Daten dazu, die jedoch aus tierexperimentellen Studien an Nagern stammen. Und bezüglich der Nager gibt es ein wichtiges zellbiologisches Detail: Bestimmte Schilddrüsenzellen verfügen bei diesen Tieren über einen Rezeptor (Andockstelle) für den Stoff GLP-1. Menschen haben diesen Rezeptor nicht, sodass das Medikament auf ebender Ebene auch gar nicht wirken kann.

Den Wundermeldungen aus den USA in Verbindung mit Social-Media-Hypes folgten Horrormeldungen (»The incredible shrinking man«) über Nebenwirkungen auf den Fuß. So formulierte die *New York Times*: »Diese Medikamente zur Gewichtsabnahme können sich auf Ihr Gesicht auswirken. Menschen, die Mittel wie Ozempic anwenden, entdecken eine unerwünschte Nebenwirkung: die Alterung des Gesichts.«[160]

Nun, was ist dran an diesen extremen Aussagen? Erst einmal zur Entwarnung: Der »unglaublich schrumpfende Mensch« ist für viele von uns zunächst etwas durchaus Positives und Wünschenswertes, und das Schrumpfen kann man natürlich jederzeit beenden. Das »Ozempic face« mag in Amerika – im Land der Ultradicken – in Einzelfällen bei extrem schneller Gewichtsabnahme vorkommen, wir haben es hier noch nicht wirklich gesehen.

Ein weiteres, kleines, selten diskutiertes, aber für eine bestimmte Altersgruppe sehr wichtiges Detail betrifft die Frage, ob die Antibabypille unter Anwendung der Abnehmspritze ihre Wirksamkeit ganz oder teilweise verliert. Die Antwort ist glücklicherweise ein klares Nein.[161]

Kleines Who's who der Abnehmspritzen

SAXENDA

Was für ein Präparat ist das?

Das Medikament des dänischen Pharmaunternehmens Novo Nordisk enthält den Wirkstoff Liraglutid. Der GLP-1-Agonist ist seit Anfang April 2016 auch zur Gewichtsabnahme bei Übergewicht und Adipositas erhältlich. Zuvor galt die Zulassung nur für die Behandlung von Diabetes Typ 2. Der Wirkstoff liegt als Injektionslösung in einem Fertigpen vor.

So funktioniert es

Man kann sich Saxenda einmal täglich selbst unter die Haut spritzen. Die Dosierung wird normalerweise wöchentlich gesteigert von 0,6 auf 1,2 Milligramm täglich, dann in der dritten Woche auf 1,8, in der vierten Woche auf 2,4 und ab Woche fünf auf 3 Milligramm täglich.

Für wen es infrage kommt

Gedacht ist das Präparat für erwachsene Typ-2-Diabetiker mit unzureichend kontrolliertem Blutzucker. Saxenda kommt zum Einsatz, wenn Sport und Diät nicht ausreichend helfen oder eine Unverträglichkeit oder Unwirksamkeit von Metformin, einem klassischen Anti-Diabetes-Medikament, vorliegt. Seit 2016 ist es ebenfalls zur Gewichtsreduktion zugelassen.

So funktioniert der Wirkstoff

Saxenda ahmt die Wirkung des körpereigenen Sättigungshormons GLP-1 nach: Es sagt dem Gehirn sozusagen, dass man satt ist, und reguliert damit den Appetit, indem es ein gesteigertes Sättigungsgefühl und abgeschwächtes Hungergefühl auslöst.

Wie schnell und wie viel nimmt man damit ab?

Unter Liraglutid erreichen fast zwei Drittel aller Patienten nach 56 Wochen einen Gewichtsverlust von mindestens 5 Prozent.

Wer trägt die Kosten?

Für Liraglutid gibt es eine Kostenerstattung nur im Rahmen einer Diabetes-Erkrankung. Das Medikament ist verschreibungspflichtig und wird lediglich gegen Rezept ausgehändigt.

Mögliche Nebenwirkungen

In bisherigen Studien litten Probanden am häufigsten – genauso wie bei den anderen GLP-1 Agonisten – unter Übelkeit, Verstopfung, Durchfall, Müdigkeit, Kopfschmerzen Reflux und saurem Aufstoßen.

Wer das Medikament nicht nehmen sollte

Menschen mit Diabetes Typ 1, denn bei denen besteht ein völlig anderes Problem: Sie haben nämlich einen Mangel des Hormons Insulin. Während der Schwangerschaft und Stillzeit darf das Präparat nach Angaben der Europäischen Arzneimittelagentur (EMA) selbstverständlich nicht verwendet werden. Wer ein Kind bekommen will oder vor einer Kinderwunschbehandlung steht, muss das Präparat mit einem Vorlauf von mindestens zwei Monaten absetzen. Auch Menschen mit einer medizinischen Vorgeschichte von Schilddrüsenkarzinom oder mit einer Bauchspeicheldrüsenentzündung sollten dieses Medikament nicht nehmen.

WEGOVY

Was für ein Präparat ist das?

Wegovy ist ein Medikament des dänischen Pharmaunternehmens Novo Nordisk und von der EMA zur Behandlung von Adipositas zugelassen. Konkret heißt das also, alle Menschen mit einem BMI über dreißig können die Therapie verordnet bekommen. Zusätzlich ist sie auch für Personen mit einem BMI über 27 mit Begleiterkrankungen wie Diabetes oder Bluthochdruck zugelassen. Es enthält den Wirkstoff Semaglutid (genauso wie Ozempic), der bei Menschen mit Übergewicht das Abnehmen fördert, indem er das Sättigungsgefühl steigert. Das Medikament muss einmal wöchentlich unter die Haut gespritzt werden.

So funktioniert es

Man kann sich Wegovy aus einem Fertigpen in verschiedenen aufsteigenden Dosierungen (0,25 bis maximal 2,4 Milligramm) einmal pro Woche selbst unter die Haut spritzen.

Für wen es infrage kommt

Gedacht ist das Präparat für Erwachsene mit einem BMI ab 30, also Adipositas. Daneben kann das Mittel auch bei Übergewichtigen (BMI ab 27) mit mindestens einer gewichtsbedingten Begleiterkrankung wie Diabetes Typ 2 eingesetzt werden. Und bei Jugendlichen ab einem Alter von zwölf Jahren mit Adipositas oder einem Gewicht von mehr als 60 Kilogramm.

So funktioniert der Wirkstoff

Semaglutid ahmt die Wirkung des körpereigenen Sättigungshormons GLP-1 nach: Es sagt dem Gehirn sozusagen, dass man satt ist.

Wie schnell und wie viel nimmt man damit ab?

Die Wegovy-Therapie kann zu einer Gewichtsreduktion von bis zu 15 Prozent in einem Behandlungszeitraum von achtzehn Monaten führen.

Wer trägt die Kosten?

Arzneimittel, die der Abmagerung, dem Zügeln des Appetits und zur Regulierung des Körpergewichts dienen, sind nach bisherigen Regelungen von der Verordnungsmöglichkeit zulasten der gesetzlichen Krankenversicherung ausgeschlossen. Alle Patienten müssen dieses Medikament also selber bezahlen. Aufgrund der hohen gesundheitlichen Risiken und der potenziellen Entstehung von schweren Begleiterkrankungen wie Herz-Kreislauf-Erkrankungen, Krebs und Alzheimer ist auch das Interesse der gesetzlichen Krankenversicherung extrem hoch, diese Komplikationen zu vermeiden, indem man die Adipositas zu einem Zeitpunkt behandelt, wo die anderen Erkrankungen noch gar nicht entstanden sind. Dies ist gut für den Menschen und gut für die Kosten im Gesundheitswesen. Immer noch konzentriert sich die Medizin zu sehr darauf, den Diabetes, wenn er einmal aufgetreten ist, zu behandeln. Dabei wird gern übersehen, dass er in direktem Zusammenhang mit Krebserkrankungen und Alzheimer steht. Eine frühzeitige Verhinderung von Diabetes durch die Verhinderung von Übergewicht würde auch das Auftreten dieser Folgekrankheiten reduzieren.

Mögliche Nebenwirkungen

In bisherigen Studien litten Probanden am häufigsten – genauso wie bei Ozempic – unter Übelkeit, Verstopfung, Durchfall, Druckgefühl im Bereich des Magens und Darms, Müdigkeit, Reflux und saurem Aufstoßen.

Wer das Medikament nicht nehmen sollte

Siehe Saxenda.

OZEMPIC

Was für ein Präparat ist das?

Ozempic, das Medikament des dänischen Pharmaunternehmens Novo Nordisk, enthält den Wirkstoff Semaglutid. Es ist ein Medikament, das seine Zulassung im Februar 2018 erhielt. Es kommt bei der Behandlung von Typ-2-Diabetes bei Erwachsenen zum Einsatz, entweder allein oder in Kombination mit anderen Antidiabetika. Das Medikament hat positive Eigenschaften in Bezug auf mögliche Diabetes-Komplikationen wie Herzinfarkt oder Schlaganfall. Es wird einmal die Woche gespritzt und ist nur auf ärztliche Verschreibung erhältlich.

So funktioniert es

Man kann sich Ozempic aus einem Fertigpen in verschiedenen Dosierungen (von 0,25 über 0,5 bis zu 1 Milligramm) einmal pro Woche selbst unter die Haut spritzen.

Für wen es infrage kommt

Gedacht ist das Präparat für erwachsene Typ-2-Diabetiker mit unzureichend kontrolliertem Blutzucker. Ozempic kommt zum Einsatz, wenn Sport und Diät nicht ausreichend helfen oder eine

Unverträglichkeit oder Unwirksamkeit von Metformin vorliegt, einem klassischen Anti-Diabetes-Medikament.

So funktioniert der Wirkstoff

Ozempic ahmt die Wirkung des körpereigenen Sättigungshormons GLP-1 nach: Es sagt dem Gehirn sozusagen, dass man satt ist.

Wie schnell und wie viel nimmt man damit ab?

Die Ozempic-Therapie kann zu einer Gewichtsreduktion von bis zu 15 Prozent in einem Behandlungszeitraum von achtzehn Monaten führen. Im Fachjournal *New England Journal of Medicine* wurden die Ergebnisse der sogenannten STEP1-Studie veröffentlicht: Daran nahmen 1961 Erwachsene mit Adipositas, aber ohne Diabetes teil. Sie spritzten sich 68 Wochen lang entweder einmal wöchentlich 2,4 Milligramm Semaglutid subkutan oder ein Placebo zusätzlich zu Lebensstiländerungen und verhaltenstherapeutischen Schulungen alle vier Wochen (achtzehn Sitzungen in 68 Wochen). Im Median verloren die Teilnehmer der Studiengruppe 14,9 Prozent Gewicht gegenüber einem Minus von 2,4 Prozent unter Placebo. Im Schnitt waren das 15,3 Kilogramm (2,6 Kilogramm unter Placebo).[162]

Wer trägt die Kosten?

Für Ozempic gibt es eine Kostenerstattung nur im Rahmen einer Diabetes-Erkrankung. Das Medikament ist verschreibungspflichtig und wird nur gegen Rezept ausgehändigt. Wichtig zu wissen: Verschreibt ein Arzt Ozempic, obwohl bei dem Patienten keine Diabetes-Erkrankung vorliegt, handelt es sich um einen sogenannten »Off-Label-Use«. Das Medikament wird also verschrieben, obwohl das Krankheitsbild, für das es ursprünglich getestet und zugelassen wurde, gar nicht vorliegt. Der Patient muss die Kosten dann komplett selbst tragen.

Mögliche Nebenwirkungen

In bisherigen Studien litten Probanden am häufigsten unter Übelkeit, Verstopfung, Durchfall, Druckgefühl im Bereich des Magens und Darms, Müdigkeit, Reflux und saurem Aufstoßen.

Wer das Medikament nicht nehmen sollte

Siehe Saxenda.

MOUNJARO

Was für ein Präparat ist das?

Mounjaro, das Medikament des Pharmaunternehmens Lilly, wirkt an zwei Hormonrezeptoren. Es ist für die Behandlung von Erwachsenen mit unzureichend eingestelltem Diabetes mellitus Typ 2 zugelassen. Außerdem in all den Fällen, bei denen Metformin aufgrund von Unverträglichkeiten oder Kontraindikationen als ungeeignet angesehen wird. Durch den Mechanismus an zwei Rezeptoren wird die Nahrungsaufnahme zusätzlich verringert und der Energieumsatz gesteigert.

So funktioniert es

Die Anfangsdosis beträgt 2,5 Milligramm pro Woche. Nach vier Wochen sollten Sie auf Injektionen mit 5 Milligramm des Wirkstoffs umsteigen. Dies ist die minimale Erhaltungsdosis. Wenn aus irgendeinem Grund diese Dosis nicht ausreicht, kann sie alle vier Wochen um 2,5 Milligramm erhöht werden. Die maximal verträgliche Dosis beträgt 15 Milligramm.

Für wen es infrage kommt

Gedacht ist das Präparat derzeit ausschließlich für erwachsene Typ-2-Diabetiker mit unzureichend kontrolliertem Blutzucker.

So funktioniert der Wirkstoff

Mounjaro ahmt die Wirkung der körpereigenen Sättigungshormone GLP-1 und GIP nach: Es sagt dem Gehirn, dass es reicht. Außerdem werden durch den Twin-Mechanismus die Nahrungsaufnahme verringert und der Energieumsatz gesteigert.

Wie schnell und wie viel nimmt man damit ab?

Die Mounjaro-Therapie kann zu einer Gewichtsreduktion von bis zu 20 Kilogramm führen. Einige Patienten, die an einer 72-Wochen-Studie teilnahmen, verloren sogar mehr als 20 Prozent ihres Gewichts.[163]

Wer trägt die Kosten?

Für Mounjaro gibt es eine Kostenerstattung nur im Rahmen einer Diabetes-Erkrankung. Das Medikament ist verschreibungspflichtig und wird nur gegen Rezept ausgehändigt.

Mögliche Nebenwirkungen

Die am häufigsten unter Mounjaro berichteten Nebenwirkungen waren milde bis moderate gastrointestinale Beschwerden wie Übelkeit, Durchfall oder Erbrechen – ähnlich den bekannten GLP-1-Rezeptor-Agonisten.

Wer das Medikament nicht nehmen sollte

Siehe Saxenda.

VIER
AUS DER PRAXIS

KNAPP VIERZIG JAHRE HORMONELLE ADIPOSITAS-THERAPIE

Seit Gründung unseres Zentrums vor fast vierzig Jahren macht die Endokrinologie aus Überzeugung und Leidenschaft einen großen Teil unserer Arbeit aus. Schon immer behandelten wir Menschen mit Gewichtsproblemen, am Anfang überwiegend junge Frauen mit PCO-Syndrom, später dann Frauen jeder Altersklasse und auch Männer. Damals haben wir die zur Verfügung stehenden hormonellen Möglichkeiten zur Gewichtsreduktion eingesetzt, von der Anwendung verschiedenster Antidiabetika über Schilddrüsenhormone, Sexualsteroide (Östrogen und Testosteron) sowie Nebennierenrinden-Steroide (DHEA, Pregnenolon) – immer angepasst und fein justiert an das individuelle Hormonprofil jeder einzelnen Patientin.

Da Steroidhormone oft mit anabolen Steroiden verwechselt werden, hier eine kurze Richtigstellung: Steroide sind wichtige Ausgangsstoffe des Lebens, die in Tieren, Pflanzen und Mikroorganismen vorkommen (gr. *stereós* [starr, hart, fest]; die Endung »-oid« bedeutet »eine ähnliche Form aufweisend«]). So ist beispielsweise das für den Aufbau unserer Zellen lebenswichtige Cholesterin auch ein Steroid. »Anabole Steroide« sind hingegen synthetische Abkömmlinge des Sexualhormons Testosteron. Sie wurden ursprünglich dazu benutzt, unterernährte Kriegsgefangene wieder auf die Beine zu bekommen. Außerdem wurden sie in der Medizin aufgrund ihrer aufbauenden Wirkung bei Krebserkrankungen, Tuberkulose sowie als Mittel gegen Blutarmut eingesetzt. Später erst fanden sie dann Anwendung als Doping zur Leistungssteigerung. Also: Steroidhormone und Steroide sind natürliche Substanzen, anabole Steroide sind künstliche Substanzen aus dem Chemielabor.

Die drei Säulen des Schlankwerdens und -bleibens

Essen, essen, essen!

Essen Sie, so viel Sie wollen, aber das Richtige und zur richtigen Zeit (siehe unten). Keinen Hungerstoffwechsel zulassen, außer in der Nacht. Hier bitte mit 10 bis 12 Stunden Nahrungskarenz unseren Biorhythmus respektieren! Unbedingt frühstücken, ein erheblicher Teil unserer Nahrungsaufnahme sollte bis zur Mittagszeit erfolgt sein. Kein industriell zubereitetes Essen, sondern frische Produkte, selbst zubereitet: ganz viel Eiweiß, viel Gemüse, wenig Früchte, wenig Süße, viel Wasser und Tees mit Bitterstoffen (Sencha & Co.).

Bewegen, bewegen, bewegen!

Dafür ist unser Körper programmiert, das erwartet er geradezu von uns, und zwar lebenslang, denn unsere Muskeln möchten nicht in Rente gehen. Nur wenn wir unsere Muskeln bewegen, verbrennen wir Kalorien. Jede Kalorie auf unseren Hüften ist eine, die wir nicht verbrannt haben!

Hormone, Hormone, Hormone!

Haben Sie keine Scheu, lassen Sie von einem Spezialisten Ihre Hormone checken. Das ist lediglich ein kleiner Pieks, aber unter Umständen mit großen Folgen. Hormone sind die Schlüsselsubstanzen der Gewichtsregulation, sie entscheiden darüber, wie üppig wir am Ende dastehen. Eine gesunde Hormonbalance lässt uns schlank bleiben, eine Dysbalance lässt uns schleichend, aber sicher aus der Form geraten.

Seit der Markteinführung der neuen Hormonmedikamente mit dem Namen GLP-1 haben wir begonnen, diese möglichst elegant und nebenwirkungsarm in unsere altbewährten Hormontherapien zu integrieren, um die Effizienz dieser Therapien zu erhöhen. Wie immer bei völlig neuen Medikamenten, bei denen wir über keinerlei Erfahrung verfügen, testen wir die Medikamente zunächst an uns selbst, um wirklich mitreden zu können. Wir nehmen ganz viele Bluttests an uns vor – für unsere Patienten wäre das schwer zumutbar –, um am Ende aufgrund unserer eigenen Erfahrungen potenzielle Nebenwirkungen von unseren Patienten abzuwenden und die Therapie so schonend wie möglich zu gestalten. Als wir nach einigen Monaten so genügend Erfahrungen gesammelt hatten, begannen wir mit der Behandlung an unseren Patienten. Wir kannten die Studiendaten zu diesen Medikamenten und waren gespannt, wie die praktischen Erfolge sein würden.

Wir hatten – vor Anwendung der neuen Abnehmmedikamente – mit den oben beschriebenen hormonellen Maßnahmen Gewichtsreduzierungen von 5 bis 10 Kilogramm pro Jahr erreicht. Als wir anfingen, diese alten Therapien mit den neuen Therapeutika zu kombinieren, gelangen Gewichtsreduktionen von durchschnittlich 10 bis 25 Kilogramm pro Jahr. In Einzelfällen erreichten wir – bei Behandlung sämtlicher hormoneller Achsen und optimaler Lifestyle-Umstellung – Gewichtsreduktionen von 40 bis 50 Kilogramm jährlich.

Für uns sowie unsere Patienten und Patientinnen waren diese neuen Erfolge definitiv ein großer Durchbruch. Zum ersten Mal war es möglich, für Menschen mit schwerem Übergewicht ein wirkliches Reset durchzuführen. Einige erreichten sogar wieder das Gewicht ihrer Jugend und konnten das jetzt mit viel Bewegung und durchgreifender Lebensstiländerung auch halten.

Da wir diese Therapien engmaschig kontrollierten, fielen uns die wirklich unglaublich anmutenden Veränderungen der Blutfett- und Blutzuckerwerte, der Entzündungsparameter sowie des Blutdrucks auf: Noch nie in unserer jahrzehntelangen ärztlichen Tätigkeit haben wir solche Veränderungen zum Positiven registrieren können. Wir möchten an dieser Stelle aber auch nicht verhehlen, dass selbst wir diesen Veränderungen am Anfang mit einem gewissen Unglauben, ja geradezu mit Skepsis begegneten. Menschen, die jahrelang unter Antihypertensiva (Blutdrucksenkern) standen, mussten diese Medikamente auf einmal absetzen, da ihr Blutdruck zu niedrig wurde. Erhöhte Cholesterinwerte gingen um 20 bis 30 Prozent, Triglyzeridwerte um bis zu 50 Prozent zurück – allein durch die Gewichtsreduktion. Uns war bis dato gar nicht hinreichend bewusst, wie viel medizinisches Unheil vom Fettgewebe ausgehen kann. Und die Liste an Leiden und Beschwerden, die sich durch eine Gewichtsreduktion gewissermaßen in Luft auflösen, ist unendlich lang. Wir möchten an dieser Stelle nicht ins Detail gehen, da die Situation eines jeden Menschen unterschiedlich komplex ist und sich jeweils anders gestaltet, aber die Erfolge unserer Patienten und Patientinnen sprechen eine deutliche Sprache.

Am Anfang schlug uns von deren Seite ein ungläubiges Staunen entgegen, als wir ihnen gewissermaßen jegliche Form von Diät »verbaten«. Die neuen Hormontherapien übernehmen aufgrund ihrer neuroendokrinen Wirkung eine quasidiätetische Funktion, indem sie wie gesagt dazu führen, dass wir früher aufhören zu essen, schneller satt sind und unser Gehirn wieder adäquat auf ungesunde Nahrungsmittel reagiert und uns diese »meldet«.

EIN BEISPIELHAFTER BLUTWERTEVERLAUF UNTER GEWICHTSREDUKTION

Eine unserer Patientinnen mit einem Gewichtsverlust von 50 Kilogramm im dargestellten Zeitraum hat sich freundlicherweise bereit erklärt, dass wir ihre Geschichte und Veränderungen an den Blutrisikoparametern veröffentlichen dürfen.

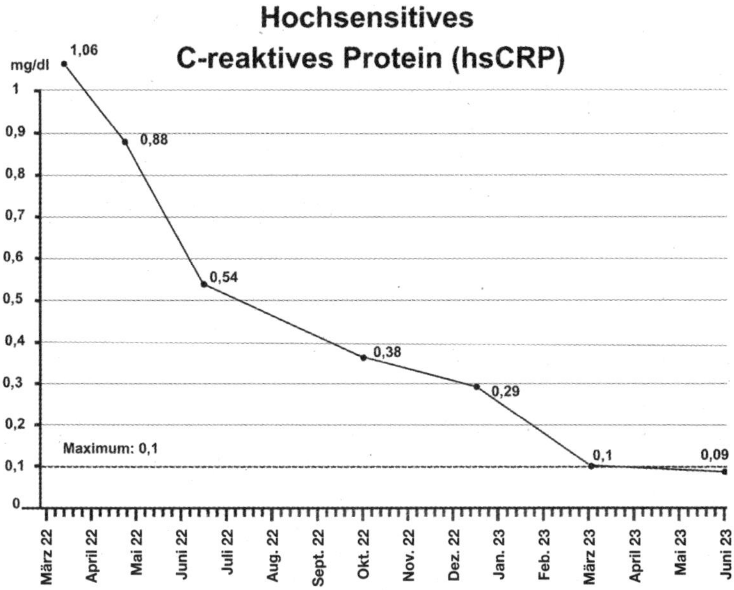

Fettgewebe produziert große Mengen an Entzündungsstoffen, unter anderem das hochsensitive CRP (C-reaktives Protein). Auch eine Arteriosklerose geht Hand in Hand mit einer Entzündungsreaktion der Blutgefäße, die das CRP ansteigen lässt. Hier kann man klar erkennen, wie dieser Hochrisikoparameter sich durch die Gewichtsreduktion auf ein Zehntel reduziert hat.

Triglyzeride (auch »Neutralfette« genannt) gehören zur Gruppe der Nahrungsfette. Sie dienen dem Körper als Energiereserve und werden bis zu ihrem Gebrauch im Fettgewebe gespeichert. Ist ihre Konzentration im Blut erhöht, nennen Mediziner das »Hypertriglyzeridämie«. Auch hier sieht man sehr gut den Abfall durch die Gewichtsreduktion.

Triglyzeride (TRIG)

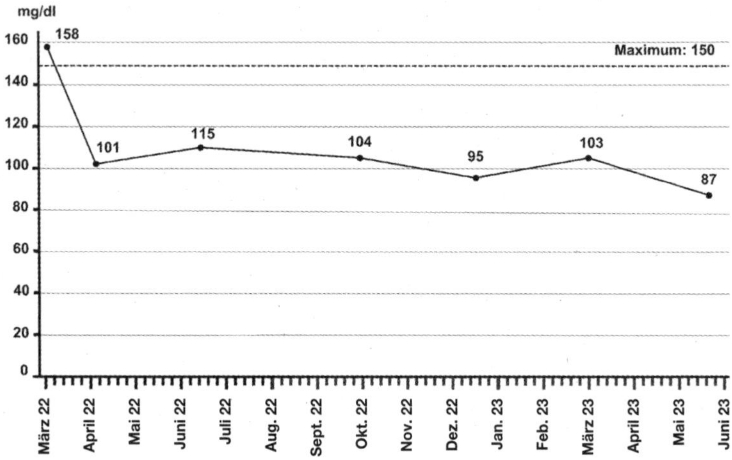

Harnsäure (HS)

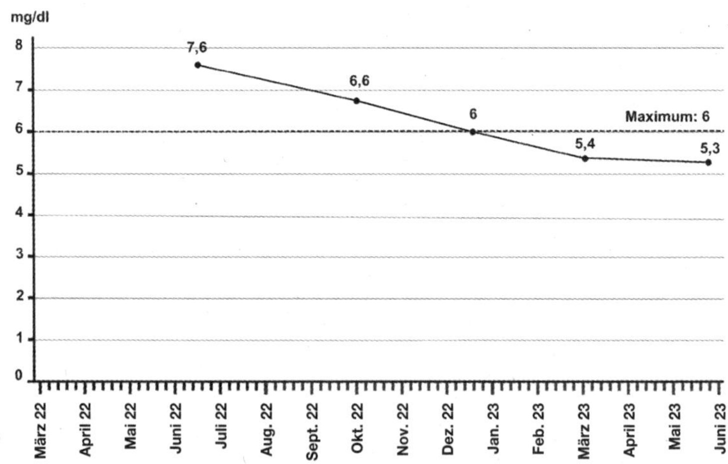

Unter bestimmten Bedingungen steigt die Harnsäure im Blut, zum Beispiel bei der Gichterkrankung und bei der Adipositas. Auch dieser Abfall der Harnsäure ist rein durch die Gewichtsreduktion erfolgt, die Patientin erhielt keine Medikamente zur Senkung der Harnsäure.

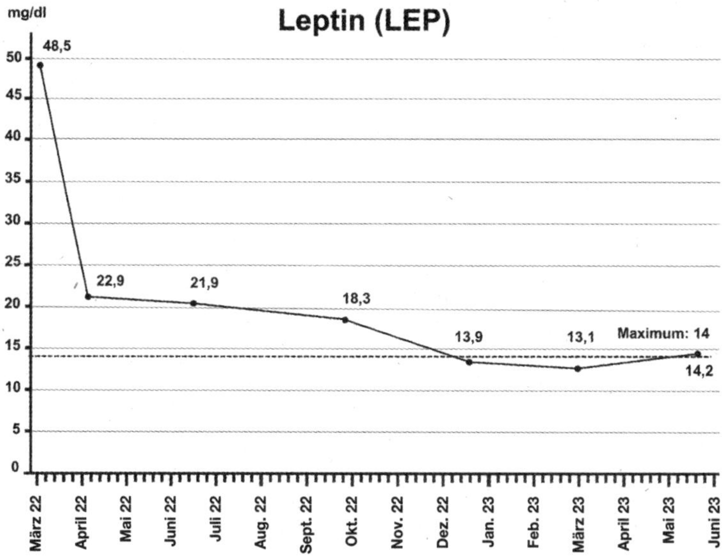

Leptin, bekanntlich ein wichtiger Indikator zur Erfolgskontrolle einer Behandlung, zeigt hier einen beispielhaften Abfall. Hohe Leptinspiegel sind schlecht. Sie bedeuten, dass nicht nur eine große Menge an Fettzellen vorhanden ist, sondern auch, dass das Hormon nicht mehr wirken kann (Leptinresistenz). Dies war bei dieser Patientin ebenfalls so: Sie hatte kein Sättigungsgefühl mehr. (Anmerkung: Bei ganz schlanken Menschen findet man Leptinspiegel in der Größenordnung von 1.)

Stimmen von Patientinnen

PATIENTIN 1
Geschlecht: weiblich
Alter: 64 Jahre
Größe: 166 Zentimeter
Startgewicht: 83 Kilogramm
Indikation: prädiabetische Stoffwechsellage
Zielgewicht: 68 Kilogramm

Seit wann besteht Übergewicht?
Bis 2014 bin ich immer gertenschlank gewesen, damals wog ich 55 Kilogramm.

Welches war das höchste jemals gemessene Gewicht?
Das höchste jemals gemessene Gewicht betrug zu Therapiebeginn 83 Kilogramm.

Gab es Einschränkungen durch das Gewicht im Alltag?
Der Blick in den Spiegel hat mich stark belastet. Ich konnte keine hübschen Klamotten tragen, alles sah aus wie ein Sack, das Treppensteigen war unheimlich mühsam, ich war permanent müde, hatte Neuropathien.

Wurde bereits vor Therapiebeginn versucht, Gewicht zu verlieren?
Ja, ich habe ein Jahr lang täglich 3 Kilometer Nordic Walking gemacht, habe mich extrem eingeschränkt in der Nahrungsauf-

nahme, habe auch nicht viel Süßes gegessen. Richtige Diäten habe ich keine gemacht, dementsprechend auch keinen Jo-Jo-Effekt gehabt. Aber abgenommen habe ich trotzdem nicht.

Haben Sie in der Vergangenheit schon einmal einen Arzt aufgesucht, um Unterstützung im Abnehmprozess zu erhalten?
Ja, vor allem im Zuge der Nachsorge (Mammakarzinom). Dabei sind fatale Leberwerte aufgefallen, grenzwertige Zuckerwerte und ein hoher Blutdruck. Die Stoffwechsellage war prekär, trotzdem habe ich mich nicht wirklich angenommen gefühlt. Mein Hausarzt hatte noch nie zuvor von Semaglutid gehört.

Wurde vor Beginn Ihrer Therapie in der Vergangenheit im Zusammenhang mit dem Übergewicht jemals eine umfassende Hormonanalyse gemacht?
Nein.

Wie haben Sie von der Abnehmspritze erfahren?
Von einem guten Freund, der selbst positive Erfahrungen damit gemacht hat.

Wie haben Sie die bisherige Therapie erlebt?
Ich bin grundsätzlich hart im Nehmen und habe eine sehr positive Grundeinstellung. Nach der ersten Spritze hatte ich ziemliche Müdigkeit, eine leichte Immunreaktion (Schüttelfrost) und das Gefühl, dass der Körper mit etwas fertigwerden muss. Hinzu kam Durchfall ab 4 Uhr morgens; dann ist das Thema aber für den ganzen Tag erledigt. Grundsätzlich ist jedoch alles managebar.

Hatten Sie besondere Heißhungerattacken?
Nein, überhaupt nicht. Aber ich esse generell erheblich weniger.

Hat sich Ihre Körperwahrnehmung verändert? Wenn ja, inwiefern?
Ausschließlich zum Positiven!

Haben sich Ihre Essgewohnheiten unter der Therapie verändert, und wenn ja, inwiefern?
Nein, grundsätzlich nicht, aber ich esse weniger.

Empfinden Sie die Therapie als belastend, oder lässt sie sich gut in den Alltag integrieren?
Nein, ich empfinde die Therapie als sehr alltagstauglich.

Wie geht es Ihnen heute?
Sehr gut! Ich fühle mich rundum wohl, werde jetzt erst mal reisen und hoffe, die letzten 5 Kilos auch noch loszuwerden. Mein BMI ist zwischenzeitlich im Normalbereich, und sowohl mein Zucker- wie auch mein Leberwert und Blutdruck sind runtergegangen; ich konnte sogar die Blutdrucktabletten absetzen! Allgemein habe ich jetzt einen hohen Lebensgenuss durch die Therapie.

Würden Sie die Therapie Familienmitgliedern und Freunden empfehlen?
Auf jeden Fall! Aber die meisten schrecken davor zurück. Gefürchtet sind Nebenwirkungen. Und man hat Angst davor, dass man die Spritze langfristig nehmen müsste. Generell herrscht viel Halbwissen, und viele finden die Therapie zu teuer. Das sehe ich nicht so – denn was sollte einem mehr wert sein als die eigene Gesundheit?

PATIENTIN 2
Geschlecht: weiblich
Alter: 57 Jahre
Größe: 184 Zentimeter
Startgewicht: 90 Kilogramm
Indikation: Hypercholesterinämie
Zielgewicht: 75 Kilogramm

Seit wann besteht Übergewicht?
Seitdem ich etwa zwanzig Jahre bin, immer wieder ist das Gewicht hoch- und runtergegangen.

Welches war das höchste jemals gemessene Gewicht?
Wenn ich mich richtig erinnere, circa 96 Kilogramm. Da war ich etwa 22 Jahre und ein Jahr im Ausland.

Welches Ausgangsgewicht hatten Sie zu Therapiebeginn?
90 Kilogramm.

Wie wurde das Übergewicht vor Therapiebeginn am Hormonzentrum empfunden: Gab es Einschränkungen im Alltag, welche Einschränkungen gab es (psychisch, körperlich)?
Nein, es gab keine großen körperlichen oder seelischen Einschränkungen. Mit meinem Alter und den langen Abnehmversuchen wollte ich endlich aktzeptieren, dass ich nicht zu den Dünnen in dieser Welt gehöre. Bis mir Herr Dr. Puchta aufgrund meiner Blutwerte und genetischen Voraussetzungen das hohe Risiko für einen Herzinfarkt/Schlaganfall verdeutlicht hat. Da gab es keine Alternative mehr zum Abnehmen.

Wurde bereits vor Therapiebeginn mit Semaglutid versucht, Gewicht zu verlieren?
Ich habe nie zuvor eine Diät in Begleitung von Medikamenten gemacht.

Wie lange beziehungsweise wie oft wurde versucht, Gewicht zu verlieren, und mit welchen Methoden?
Unzählbar oft habe ich versucht, Gewicht zu verlieren. Zunächst habe ich in der Regel immer 10 Kilogramm ab-, dann aber wieder zugenommen. In den letzten Jahren wurde das Intervall größer. Die Abnehmversuche gingen über viele, viele Monate, da ich sehr, sehr langsam abnehme. Trotz wenig Essen und Sport. Abgenommen habe ich über Weight-Watchers, Kalorienzählen. Mit und ohne Sport. Aber immer mit großem Nervenaufwand, weil der Erfolg nicht im Verhältnis zum Bemühen stand – nach meinem Empfinden. Was mir allerdings letztes Jahr auch von Herrn Dr. Puchta bestätigt wurde; offenbar scheine ich eine Veranlagung zum schnellen Zunehmen und langsamen Abnehmen zu haben. Allerdings habe ich auch eine Veranlagung für Süßigkeiten … Ich habe in den letzten Jahren versucht, nicht mehr als 1200 Kalorien täglich in einer Diätphase zu mir zu nehmen, was gefühlt viel zu wenig für mich war. Aber für einen angemessenen Diäterfolg offenbar zu wenig.

Dann haben Sie also Erfahrungen mit dem Jo-Jo-Effekt gemacht?
Zig Male …

Haben Sie in der Vergangenheit schon einmal einen Arzt aufgesucht, um Unterstützung im Abnehmprozess zu erhalten?
Ich wurde mit dreizehn Jahren schon zu einem Arzt geschickt, der mir eine Diät empfohlen hat. Wenn ich mir heute die Fotos meiner Jugend ansehe, weiß ich ehrlich gesagt nicht, weshalb ich seinerzeit eine Diät benötigt habe. Ich war ziemlich sportlich, und meine Figur war mehr als in Ordnung. Ich war später auch mal bei einer Ernährungsberatung. Vor einigen Jahren habe ich mit ärztlicher Begleitung auch ein Diätprogramm durchgeführt, das seinerzeit »in« war. Mit 800 Kalorien täglich und Kernefuttern – das war nicht mein Ding. Vermutlich habe ich noch viel mehr versucht, kann mich aber nicht mehr an alles erinnern. Die letzten Jahre habe ich es durch »FdH« versucht.

Wurde vor Ihrer Therapie in der Vergangenheit im Zusammenhang mit dem Übergewicht eine umfassende Hormonanalyse gemacht?
Ja, ich bin allerdings auch wegen meiner Hormonprobleme (Wechseljahre) und nicht ursprünglich wegen meines Gewichts zum Hormonzentrum gekommen.

Wie haben Sie von der Abnehmspritze erfahren?
Ich kenne sie über meinen Mann, da er sie als Diabetiker kürzlich verschrieben bekommen hat.

Wie haben Sie die bisherige Therapie erlebt?
Tolle Abnehmeffekte in den ersten Monaten, danach stagnierte der Erfolg, beziehungsweise er verlangsamte sich deutlich. Das war aber auch okay, weil ich nicht zu viel auf einmal abnehmen

wollte. Allerdings habe ich die Spritze gar nicht vertragen, sodass wir die verschriebene Dosis mehrfach reduzieren mussten. Bis heute vertrage ich sie eher schlecht (Durchfall, kompletter Appetitverlust, Magenkrämpfe). Unangenehm finde ich nach wie vor, dass ich ein bis drei Tage nach Einnahme der Spritze keinen Appetit verspüre und es mir wirklich schwerfällt, überhaupt etwas zu essen. Das fällt beruflich wie privat stark auf und muss immer etwas erklärt werden. Das ist mir unangenehm.

Hat sich Ihre Körperwahrnehmung verändert?
Ja, ich fühle mich natürlich super mit dem neuen Gewicht. Mode macht mir wieder Spaß, und ich überlege nicht mehr, ob mir meine Klamotten oder die nächste Größe noch passen beziehungsweise wie ich die vielen Polster verstecken kann. Ich bin deutlich selbstbewusster in meinem körperlichen Auftreten. Ich habe jedoch Angst, dieses Gewicht nicht halten zu können. Ich freue mich richtig über die Abnehmerfolge und das aktuelle Gewicht. Allerdings nehme ich jetzt immer noch schrittweise ab aufgrund der Nebeneffekte, was ich eigentlich gar nicht mehr möchte. Ich bin skeptisch, was das Gewichthalten betrifft.

Haben sich Ihre Essgewohnheiten unter der Therapie verändert, und wenn ja, inwiefern?
Ja, enorm. Ich esse viel zu wenig und weiß, dass ich mehr und gesünder essen müsste. Aber oft bekomme ich nichts in meinen Magen und kann einfach nicht essen. Wenn dann der Hunger kommt, esse ich etwas. Manchmal nicht immer gesund, da es im Büro oft schnell und unkompliziert gehen muss. Ich achte aber auf ein gutes Essen, wenn ich Zeit habe. Süßigkeiten schmecken mir noch immer …

Empfinden Sie die Therapie als belastend, oder lässt sie sich gut in den Alltag integrieren?
Sie lässt sich inzwischen in den Alltag integrieren, aber ganz frei fühle ich mich nicht. Ich finde, man zahlt schon einen gewissen Preis im Zusammenhang mit dieser Abnehmspritze. Zumindest ich, da ich das Medikament nicht ganz so gut vertrage. Andere Bekannte haben gar kein Problem. Aber als »belastend« finde ich sie nur punktuell.

Wie geht es Ihnen heute?
Ich freue mich über die Erfolge, fühle mich superwohl mit der Figur. Kämpfe jedoch noch mit der Situation und Zukunft. Bin aber bester Hoffnung.

Was ist Ihr persönliches Wunschgewicht, und glauben Sie, dass Sie dieses erreichen können?
Mein persönliches Wunschgewicht lag bei 78 Kilogramm, das von Herrn Dr. Puchta bei 75 Kilogramm. Jetzt liege ich bei 72 Kilogramm. Ich habe also viel, viel mehr erreicht – und das in sehr kurzer Zeit –, als ich mir selbst zugetraut hatte. Solche Erfolge in dieser Zeit waren ohne die Spritze bislang undenkbar. Nun habe ich circa 16 Kilogramm in einem halben Jahr abgenommen. Insofern ist die Therapie ein voller Erfolg. Ich muss mich anstrengen, nicht weiter abzunehmen wegen der Nebeneffekte der Spritze. Aber noch viel wichtiger ist: Mein Herzinfarktrisiko hat sich deutlich verringert. Meine Hormonwerte sind nach Aussage meines Arztes im Vergleich zum Beginn viel besser, mein Blutdruck hat sich toll eingependelt und ist deutlich gesunken. Das alles waren ja eigentlich *die* Gründe fürs Abnehmen. Die Therapie wurde als alternativlos bezeichnet im Hinblick auf meine Gesundheit.

Würden Sie die Therapie Familienmitgliedern und Freunden empfehlen?

Ich würde meinen Freunden empfehlen, ihre persönliche Ausgangssituation mit einem Facharzt zu besprechen und zu analysieren. Und erst einmal zu klären, ob es »nur« ums Abnehmen oder auch um gesundheitliche Aspekte geht. Auch wenn das letztlich immer irgendwie zusammenhängt, muss man das dennoch voneinander unterscheiden. Am Ende hat mich mein gesundheitliches Risiko umgehend überzeugt, die Therapie zu beginnen. Vorher hat mir dieses Risiko noch keiner so verdeutlicht beziehungsweise nur anhand des Blutdrucks und meines Cholesterinwertes; gegen beides habe ich bislang Tabletten genommen. Nur Abnehmeffekte hätte ich mir gegebenenfalls gründlich überlegt, bevor ich mit Medikamenten nachhelfe. Mit meinem BMI von 27 letztes Jahr war ich sicherlich kräftig gebaut, aber eigentlich wollte ich lernen, das endlich zu akzeptieren. Letztlich handelt es sich um ein Medikament, zu dem keine jahrelangen Erfahrungen vorliegen. Langzeitschäden sind meines Wissens (noch) nicht bekannt. Ich wäre immer skeptisch, Medikamente zu nehmen nur für kosmetische Zwecke. Für dauerhafte körperliche oder seelische Leiden hingegen wäre es sicherlich ein überlegenswerter Ansatz, der mit dem Arzt zu besprechen wäre. Das wäre vermutlich mein Rat.

PATIENTIN 3

Geschlecht: weiblich

Alter: 43 Jahre

Startgewicht: 132 Kilogramm

Indikation: prädiabetische Stoffwechsellage

Zielgewicht: 68 Kilogramm

Seit wann besteht Übergewicht?

Als ich mit siebzehn Jahren Vegetarierin wurde, begann ich mich damals – aus Unwissenheit – sehr kohlenhydratlastig zu ernähren. Mit Sport war ich aber noch normalgewichtig, allerdings wurde es immer schwieriger, das Gewicht zu halten. Zu Abiturzeiten beziehungsweise mit Anfang zwanzig bekam ich dann wegen Regelschmerzen die Pille verschrieben. Ab da veränderte sich plötzlich alles. Ich nahm innerhalb des ersten Jahres über 10 Kilo zu, Tendenz steigend. Meine Frauenärztin meinte damals, an der Mikropille läge es nicht, aber ich hatte von da an immer Dauerhunger. Heute würde ich sagen, es war die Kombination aus stark kohlenhydratlastiger Ernährung und dem Eingriff in meinen Hormonhaushalt. Denn als ich mit Mitte zwanzig die Pille absetzte, sank zunächst das Gewicht wieder etwas.

Welches war das höchste jemals gemessene Gewicht?

Mein höchstes Gewicht betrug 132 Kilogramm, das gleichzeitig auch das Ausgangsgewicht zu Therapiebeginn war.

Wie wurde das Übergewicht empfunden: Gab es Einschränkungen im Alltag, welche (psychisch, körperlich)?

Ich nahm das Übergewicht als extreme Belastung wahr. Einerseits schränkte es mich in meinen Bewegungsmöglichkeiten ein (zum Beispiel Treppensteigen, oder ich tat mich bereits beim Binden meiner Schuhe et cetera sehr schwer). Andererseits waren die psychischen Belastungen immens: die Blicke der anderen, das Getuschel hinterm Rücken, offen oder indirekt aufgrund des Übergewichts abgelehnt zu werden – als hätte man sich das Fettsein ausgesucht und gewünscht. Auch Shopping wurde schier unmöglich. Als dicker Mensch wird man zusätzlich mit hässlicher Mode bestraft.

Wurde bereits vor Therapiebeginn versucht, Gewicht zu verlieren?

Ja, als Studentin habe ich mit Heilfasten und Sport versucht, mein Gewicht zu reduzieren. Auch einen Endokrinologen suchte ich bereits zu dieser Zeit auf, weil mir die rasante Gewichtszunahme seit Einnahme der Pille Sorgen bereitete. Auch wenn ich damals schon einmal Metformin verschrieben bekommen habe, sollte ich mich sogar sehr kohlenhydratlastig ernähren. Statt abzunehmen, ging mein Gewicht weiter nach oben, und noch vor meinem dreißigsten Lebensjahr knackte ich die 100-Kilogramm-Marke. Tatsächlich versuchte ich immer wieder, mein Gewicht zu reduzieren, aber es wirkte alles nie langfristig und nachhaltig. Circa 2018 – damals wog ich ungefähr 123 Kilo – versuchte ich es erneut mithilfe einer Ernährungsberaterin bei meiner Hausärztin. Durch die Einnahme von Eiweißshakes und dem Einhalten von Nahrungspausen nahm ich damals etwa 18 Kilogramm ab. Allerdings verfiel ich dann wieder in einen Jo-Jo-Zustand, und das Gewicht ging weiter und schlimmer nach oben.

Wurde vor Ihrer Therapie am Hormonzentrum in der Vergangenheit im Zusammenhang mit dem Übergewicht eine umfassende Hormonanalyse gemacht?

Nein, in diesem Umfang wurde ich nie medizinisch untersucht.

Wie haben Sie von der Abnehmspritze erfahren?

Durch Zufall auf einer Wallfahrt. Dort kam ich mit einer jungen Frau ins Gespräch, die mich darauf aufmerksam gemacht hat.

Wie haben Sie die bisherige Therapie erlebt (positive Effekte, negative Effekte)?

Tatsächlich habe ich die Therapie überwiegend positiv wahrgenommen. Ich vertrage sowohl die verschriebenen Tabletten sehr gut als auch die Abnehmspritze Ozempic. Allerdings hatte ich ganz zu Beginn zwei- oder dreimal Durchfall kurz nach der Injektion. Wesentlich unangenehmer waren und sind die Übelkeitsreaktionen. Die Spritze diszipliniert einen, die Nahrungsmenge zu reduzieren. (Tatsächlich wurden die Nahrungsmengen während meiner fetten Jahre auch immer größer, weil das Sättigungsgefühl immer später einsetzte.) Überschreitet man den Kipppunkt, will man das Gegessene nur noch loswerden. Lange Zeit konnte ich auch nicht einordnen, auf welche Nahrungsmittel ich mit extremem Brechreiz nach dem Essen reagiere. Mittlerweile weiß ich, dass mein Körper vor allem Weißmehlprodukte oder stark verarbeitete Produkte nicht mehr verträgt. Insgesamt empfinde ich eine kohlenhydratlastige, zuckerhaltige Ernährung inzwischen als sehr unangenehm. Da ich gern koche, wähle ich jetzt wesentlich mehr Hülsenfrüchte, Gemüse, Obst. Milchprodukte habe ich davor schon regelmäßig gegessen, und ich konnte sie auch während der Therapie weiterhin ohne Probleme zu mir nehmen. Ich habe noch nie viel Alkohol getrunken, gelegentlich mal ein Glas Sekt zum Anstoßen, ein Glas Weißwein oder eine Tasse weißen Bio-Glühwein. Auf Sekt und Glühwein wird mir mittlerweile übel. Weißwein trinke ich, wenn überhaupt, nur noch als Schorle.

Hat sich Ihre Körperwahrnehmung nach der Abnahme verändert? Wenn ja, inwiefern?

Tatsächlich nahm ich zuerst im Gesicht erkennbar ab. Meine Waage zeigte zu Beginn auch eine Tendenz nach unten an, aber ich bemerkte äußerlich noch nichts. Mir wurde dann beim Arztgespräch erklärt, dass zunächst – einem Eisberg im Meer gleich – das Fett im Bauchraum in und um die Organe »abschmilzt«. Das Bemerkenswerte an dieser umfassenden Therapie ist, dass ich rundum abgenommen habe und noch abnehme.

Haben sich Ihre Essgewohnheiten unter der Therapie verändert, und wenn ja, inwiefern?
Ja, ich praktiziere – wohl durch die Spritze mit ausgelöst, da ich weniger Hunger verspüre – Intervallfasten. Ich kann es gut in meinen Alltag integrieren. Während meiner Mahlzeiten halte ich mindestens fünf Stunden Pause ein, und »Süßes« (dazu zählt auch Obst) esse ich im Anschluss nach der Mahlzeit. Ich »snacke« nicht zwischendurch, um meinen Insulinspiegel niedrig zu halten. Zudem vermeide ich Weißmehl- und Bäckereiprodukte.

Empfinden Sie die Therapie als belastend, oder lässt sie sich gut in den Alltag integrieren?
Für mich persönlich ist diese Therapie ideal. Jeden Morgen gleich nach dem Aufstehen nehme ich meine verordneten Tabletten, jeden Sonntag nehme ich morgens die Spritze. Da ich jetzt weiß, worauf mein Körper mit Übelkeit reagiert, versuche ich, die Auslöser zu vermeiden.

Wie geht es Ihnen heute?
Super! Es ist ein ganz anderes Lebensgefühl! Ich bin nicht nur leichter, ich fühle mich auch unbeschwerter. Auch Shopping macht endlich wieder Spaß, wenn man nicht mehr in die Zeltabteilung muss. Sehr positiv dazu beigetragen haben auch immer die Gespräche mit Herrn Dr. Puchta, der mir während der

ganzen Zeit stets viel Mut gemacht hat. Zudem bin ich wesentlich dynamischer und schneller/wendiger. Auch die bleierne Müdigkeit ist durch die Gewichtsabnahme verschwunden. Ferner ist mein Hautbild im Gesicht super geworden. Früher hatte ich viele Pickel und sah oft wie ein Johannisbeer-Streuselkuchen aus. Mittlerweile habe ich nur noch zyklusbedingte Mitesser. Leider bekomme ich immer noch Abszesse in den unangenehmsten Körperregionen. Ich hoffe, dass durch die weitere Gewichtsabnahme diese Abszesse »ausgehungert« werden.
Was meine Körperwahrnehmung betrifft, so sehe ich mich immer noch als »dick«, was auch noch an meinen Hauptproblemzonen (Oberarme und Oberschenkel) liegt. So ganz scheine ich die neue Optik noch nicht realisiert zu haben, obwohl ich seit heute (Stand Juli 2023) 50 Kilogramm weniger auf der Waage habe.

Was ist Ihr persönliches Wunschgewicht, und glauben Sie, dass Sie dieses erreichen können?
Mein persönliches Wunschgewicht sind 68 Kilogramm, davon bin ich jetzt nur noch 14 Kilogramm entfernt. Da ich mittlerweile einen regelrechten Ehrgeiz entwickelt habe, werde ich dieses Wunschgewicht auch erreichen. Insgesamt bin ich auch aktiver und dynamischer; das heißt, Sport gehört zu meinem Alltag fest dazu.

Würden Sie die Therapie Familie/Freunden empfehlen? Falls ja: warum? Falls nein: warum?
Ja, ich würde die Therapie weiterempfehlen, einfach weil sie mich gesünder und mein Leben im wahrsten Sinne des Wortes leichter gemacht hat. Ich stand ja ganz kurz vor der Diabetes-Typ-2-Diagnose, Bluthochdruck und allen Folgeerkrankungen sowie Hüft- und Knieschmerzen aufgrund des Übergewichts.

NACHWORT

Adipositas ist ein Zustand, aus dem wir Menschen in der überwiegenden Zahl der Fälle nicht mehr allein herauszufinden vermögen; und das ist gewiss kein Unvermögen, sondern eine medizinisch-biologische Tatsache. Die Mechanismen sind einerseits extrem kompliziert, andererseits denkbar einfach. Da ist zum einen dieser große globale 24/7-Lebensmittel-Supermarkt, aus dem wir uns alle bedienen und aufgrund dessen wir uns alle überessen. Dies beginnt schleichend und harmlos, was nichts daran ändert, dass wir schnell in einer biologischen Falle landen, denn mit jedem Quäntchen zu viel wachsen nicht nur unsere Ringe, sondern auch – paradoxerweise – unser Hunger, da unsere Sättigungshormone ausleiern, sich durch den zu häufigen Gebrauch quasi abnutzen und nicht mehr ihre Arbeit tun; molekularbiologisch bezeichnet man einen solchen Vorgang als »Resistenz« (»Insulinresistenz«, »Leptinresistenz« et cetera). Das ist dann der Beginn eines sich immer schneller drehenden Teufelskreises, der uns in den Loop der Wiederholungen führt. Es scheint in unseren tiefen Hirnstrukturen verankert zu sein, dass der Organismus seine eigenen Sättigungssignale aushebelt und uns in unseren eigenen Abgrund des Sichüberessens führt.

Wir sind als Menschheit somit zum ersten Mal gefangen in einem völlig neuen neuroendokrinen Teufelskreis aus den uralten Gefräßigkeits-Verschaltungen unseres Gehirns einerseits, die einzig und allein dem Kampf ums Überleben dienen, und andererseits unseren neu erworbenen Neuronen der Sucht; dieser Teufelskreis hat geradezu etwas Infektiöses, und zwar im eigentlichen und im übertragenen Sinne des Wortes, denn die Adipositas mutet nicht nur von ihrem pandemischen Verlauf her als infektiös an, sondern sie ist es auch aufgrund der typischen, chronisch schwelenden Entzündung aus dem Fettgewebe. Deshalb könnte es durchaus sein, dass die neuen Adipositastherapeutika für dieses geradezu infektiöse Geschehen, das die Adipositas darstellt, eine Bedeutung erlangen werden wie einst die Entdeckung des Penizillins für die Infektionskrankheiten.

Fakt ist, dass es illusorisch ist zu glauben, starkes Übergewicht und Adipositas könnten ausschließlich mit Willenskraft und Disziplin gelöst werden. Sie sind wegen ihrer zugrunde liegenden neuroendokrinen Komplexität nur unter Zuhilfenahme endokriner Maßnahmen, und im Besonderen auch der neuen Inkretin-Mimetika (Abnehmspritzen), zu lösen. Diese sind nicht nur ganz grundsätzlich eine großartige Errungenschaft für die Medizin, sondern auch eine wahre Revolution in der Adipositas-Therapie.

Wir haben noch keine repräsentativen Langzeitdaten darüber, wie nachhaltig diese Veränderungen sein werden, ob unser Gehirn uns nicht einfach ein Schnippchen schlägt, indem es nach Absetzen dieser Therapien wieder die alten neuronalen Muster reaktiviert. In jedem Fall sind die Therapien unglaublich effizient in der Erreichung des kurzfristigen Ziels einer signifikanten Gewichtsreduktion; und das ist bereits so viel mehr, als wir jemals vorher hatten.

Kritiker mögen vielleicht einwenden, hierbei handle es sich ja lediglich um eine Krücke. Wir würden sagen: aber eine Krücke, die uns maßgeblich hilft, wieder allein zu gehen. Selbstverständlich ist das ein anstrengender Weg, doch ein Weg mit einem erreichbaren Ziel jenseits leerer Versprechungen; und den einzuschlagen, lohnt sich allemal!

Uns Medizinern machen die neuen Medikamente Hoffnung. Das dürfen sie auch Ihnen machen. Denn Übergewicht und Adipositas sind eine Krankheit – und diese ist heilbar!

ANMERKUNGEN

1 D. Marchese: »Want to Live Longer and Healthier? Peter Attia Has a Plan«, *The New York Times*, 21.5.2023, https://www.nytimes.com/interactive/2023/05/22/magazine/peter-attia-interview.html (Zugriff: 22.8.2023).

2 Ebenda.

3 N. N.: »EMA statement on ongoing review of GLP-1 receptor agonists«, European Medicines Agency, 22.7.2023, https://www.ema.europa.eu/en/news/ema-statement-ongoing-review-glp-1-receptor-agonists (Zugriff: 20.8.2023).

4 L. M. Hecht et al.: »Weighing the Association Between BMI Change and Suicide Mortality«, *Psychiatric Servicesm*, 72, 2021, S. 920–925.

5 S. Mousa: »Is Ozempic a Solution to Slimming Down or a Dangerous Fad?«, *Vogue Arabia*, 26.5.2023, https://en.vogue.me/beauty/ozempic-weight-loss-experts-opinion/ (Zugriff: 11.6.2023).

6 G. Mensink et al.: »Übergewicht und Adipositas in Deutschland: Ergebnisse der Studie zur Gesundheit Erwachsener in Deutschland (DEGS1)«, *Bundesgesundheitsblatt – Gesundheitsforschung – Gesundheitsschutz*, 56, 2013, S. 786–794.

7 A. Schienkiewitz et al.: »Übergewicht und Adipositas im Kindes- und Jugendalter in Deutschland – Querschnittergebnisse aus KiGGS Welle 2 und Trends«, *Journal of Health Monitoring*, 3, 2018, S. 16–23.

8 Vgl. A. Schienkiewitz et al.: »Wie hat sich das Körpergewicht seit Beginn der COVID-19-Pandemie verändert?«, *Journal of Health Monitoring*, 4, 2022, S. 58.

9 Vgl. N. N.: »Obesity and overweight«, World Health Origanization, 9.6.2021, https://www.who.int/news-room/fact-sheets/detail/obesity-and-overweight (Zugriff: 18.7.2023).

10 Vgl. N. N.: »Trends in adult body-mass index in 200 countries from 1975 to 2014: a pooled analysis of 1698 population-based measurement studies with 19·2 million participants«, *The Lancet*, 387, 2016, S. 1377–1396.

11 F. Hütten: »Nie waren die Menschen dicker als heute«, *Süddeutsche Zeitung*, 1.4.2016, https://www.sueddeutsche.de/gesundheit/globale-ernaehrung-nie-waren-die-menschen-dicker-als-heute-1.2930828 (Zugriff: 18.7.2023).

12 N. N.: »Folge- und Begleiterkrankungen«, Deutsche Adipositas Gesellschaft, 2023, https://adipositas-gesellschaft.de/ueber-adipositas/folge-und-begleiterkrankungen/ (Zugriff: 16.5.2023).

13 T. Effertz et al.: »The costs and consequences of obesity in Germany: a new approach from a prevalence and life-cycle perspective«, *The European Journal of Health Economics*, 17, 2016, S. 1141–1158.

14 N. N.: »Anteil der Erwachsenen mit Übergewicht oder Fettleibigkeit in ausgewählten OECD-Ländern im Jahr 2019«, Statista, November 2021, https://de.statista.com/statistik/daten/studie/153908/umfrage/fettleibigkeit-unter-erwachsenen-in-oecd-laendern/ (Zugriff: 16.8.2023).

15 S. Bethune: »One year on: Unhealthy weight gains, increased drinking reported by Americans coping with pandemic stress«, American Psychological Association, 11.3.2021, https://www.apa.org/news/press/releases/2021/03/one-year-pandemic-stress (Zugriff: 18.7.2023).

16 E. Donnelly Michos: »Sitting Disease: How a Sedentary Lifestyle Affects Heart Health«, *Health*, 2023, https://www.hopkinsmedicine.org/health/wellness-and-prevention/sitting-disease-how-a-sedentary-lifestyle-affects-heart-health (Zugriff: 24.7.2023).
17 I. Esteban-Cornejo et al.: »Paediatric obesity and brain functioning: The role of physical activity – A novel and important expert opinion of the European Childhood Obesity Group«, *Pediatric Obesity*, 15, 2020, e12649.
18 R. Plomin: *Blueprint: How DNA Makes Us Who We Are*, London 2018.
19 E. Kempf et al.: »Aberrant expression of agouti signaling protein (ASIP) as a cause of monogenic severe childhood obesity«, *Nature Metabolism*, 4, 2022, S. 1697–1712.
20 A. Williamson et al.: »Genome-wide association study and functional characterisation identifies candidate genes for insulin-stimulated glucose uptake«, *Nature Genetics*, 55, 2023, S. 973–983.
21 A. J. Stunkard et al.: »The body-mass index of twins who have been reared apart«, *New England Journal of Medicine*, 322, 1990, S. 1483–1487.
22 Plomin, a. a. O., S. 273.
23 C. Schöfl et al.: »Polyzystisches Ovarialsyndrom und Insulinresistenz«, *Deutsches Ärzteblatt*, 6, 6.2.2004, S. 346–351.
24 W. Jeffcoate und M. Kong: »Diabète des femmes à barbe: a classic paper reread«, *The Lancet*, 356, 2000, S. 1183 ff.
25 I. Stein und M. Leventhal: »Amenorrhea associated with bilateral polycystic ovaries«, *American Journal of Obstetrics and Gynecology*, 29, 1935, S. 181–191.
26 F. Alvarez-Blasco et al.: »Prevalence and characteristics of the polycystic ovary syndrome in overweight and obese women«, *Archives of Internal Medicine*, 166, 2006, S. 2081–2086.
27 N. N.: »Clues contained in 500 million-year-old brain point to the origin of heads in early animals«, University of Cambridge, Research News, 7.5.2015, https://www.cam.ac.uk/research/news/clues-contained-in-500-million-year-old-brain-point-to-the-origin-of-heads-in-early-animals (Zugriff: 25.7.2023).
28 Daniel Kahneman: *Schnelles Denken, langsames Denken*, Penguin, München 2016, S. 30.
29 N. Opel et al.: »Brain structural abnormalities in obesity: relation to age, genetic risk, and common psychiatric disorders«, *Molecular Psychiatry*, 26, 2021, S. 4839–4852.
30 T. Milz: »Amerikas dickste Freunde: Die Mexikaner lieben Fast und Junk-Food und werden immer fettleibiger«, *Neue Zürcher Zeitung*, 8.8.2022, https://www.nzz.ch/international/american-way-of-life-mexiko-hat-ein-fettleibigkeitsproblem-ld.1686249?reduced=true (Zugriff: 25.7.2023).
31 S. K. Pasupuleti et al.: »Obesity-Induced Inflammation Co-Operates with Clonal Hematopoiesis of Indeterminate Potential (CHIP) Mutants to Promote Leukemia Development and Cardiovascular Disease«, *The Journal of Clinical Investigation*, 133, 2023, e163968.
32 G. Matarese: »The link between obesity and autoimmunity«, *Science*, 379, 2023, S. 1298–1300.

33 M. Kyrgiou et al.: »Adiposity and cancer at major anatomical sites: umbrella review of the literature«, *British Medical Journal*, 356, 2017, https://www.bmj.com/content/356/bmj.j477 (Zugriff: 22.8.2023).

34 M. C. King et al.: »Breast and ovarian cancer risks due to inherited mutations in BRCA1 and BRCA2«, *Science*, 302, 2003, S. 643–646.

35 J. Delgado-Lista et al.: »Long-term secondary prevention of cardiovascular disease with a Mediterranean diet and a low-fat diet (CORDIOPREV): a randomised controlled trial«, *The Lancet*, 14, 2022, S. 1876–1885.

36 H. M. Al-Kuraishy et al.: »A Potential Link Between Visceral Obesity and Risk of Alzheimer's Disease«, *Neurochemical Research*, 48, 2023, S. 745–766.

37 F. Morys et al.: »Alzheimer's Disease Neuroimaging Initiative. Obesity-Associated Neurodegeneration Pattern Mimics Alzheimer's Disease in an Observational Cohort Study«, *Journal of Alzheimer's Disease*, 91, 2023, S. 1059–1071.

38 G. Coade et al.: »The Effect of Fructose upon Human Subcutaneous and Visceral Adipocytes«, *Endocrine Reviews*, 31, 2010, S. 1366.

39 J. M. Schwarz et al.: »Effects of Dietary Fructose Restriction on Liver Fat, De Novo Lipogenesis, and Insulin Kinetics in Children With Obesity«, *Gastroenterology*, 153, 2017, S. 743–752

40 Z. Zhang et al.: »Associations between ultra- or minimally processed food intake and three adiposity indicators among US adults: NHANES 2011 to 2016«, *Obesity (Silver Spring)*, 30, 2022, S. 1887–1897; J. Konieczna et al.: »Contribution of ultra-processed foods in visceral fat deposition and other adiposity indicators: Prospective analysis nested in the PREDIMED-Plus trial«, *Clinical Nutrition*, 40, 2021, S. 4290–4300.

41 L. Vázquez Cisneros et al.: »Effects of green tea and its epigallocatechin (EGCG) content on body weight and fat mass in humans: a systematic review«, Nutricion Hospitalaria, 34, 2017, S. 731–737.

42 M. Hibi et al.: »Efficacy of tea catechin-rich beverages to reduce abdominal adiposity and metabolic syndrome risks in obese and overweight subjects: a pooled analysis of 6 human trials«, *Nutrition Research*, 55, 2018, S. 1–10.

43 N. N.: »Sterbefallzahlen im Juli 2023 mit –1 % im Bereich des mittleren Wertes der Vorjahre«, Destatis, 2023, https://www.destatis.de/DE/Presse/Pressemitteilungen/2023/08/PD23_322_126.html (Zugriff 17.8.2023).

44 H. Pontzer et al.: »Daily energy expenditure through the human life course«, *Science*, 373, 2021, S. 808–812.

45 B. Cannon und J. Nedergaard: »Brown adipose tissue: function and physiological significance«, *Physiological Reviews*, 84, 2004, S. 277–359.

46 S. Liu et al.: »Triiodothyronine (T3) promotes brown fat hyperplasia via thyroid hormone receptor α mediated adipocyte progenitor cell proliferation«, *Nature Communications*, 13, 2022, 3394, https://www.nature.com/articles/s41467-022-31154-1 (Zugriff: 22.8.2023).

47 S. R. Davis et al.: »Understanding weight gain at menopause«, *Climacteric*, 15, 2012, S. 419–429.

48 J. Kozakowski et al.: »Obesity in menopause – our negligence or an unfortunate inevitability?«, *Przeglad Menopauzalny*, 16, 2017, S. 61–65.

49 A. Singh et al.: »A historical perspective on menopause and menopausal age«, *Bulletin of the Indian Institute of History of Medicine (Hyderabad)*, 32, 2002, S. 121–135.

50 C. G. Heller und G. B. Myers. »The male climacteric, its symptomatology, diagnosis and treatment: Use of urinary gonadotropins, therapeutic test with testosterone propionate and testicular biopsies in delineating the male climacteric from psychoneurosis and psychogenic impotence«, *JAMA*, 126, 1944, S. 472–477.

51 F. Wang et al.: »The effects of dehydroepiandrosterone (DHEA) supplementation on body composition and blood pressure: A meta-analysis of randomized clinical trials«, *Steroids*, 163, 2020, https://pubmed.ncbi.nlm.nih.gov/32745490/ (Zugriff 26.7.2023).

52 Vgl. H. Pontzer: *Burn. The Misunderstood Science of Metabolism*, Allen Lane, London 2021.

53 V. Careau et al. (u. a. H. Pontzer): »Energy compensation and adiposity in humans«, *Current Biology*, 31, 2021, S. 4659–4666.

54 Vgl. zum Beispiel D. Böning: »Dick trotz Sport? Ein angeblicher Paradigmenwechsel beruht auf Rechenfehlern«, *Deutsche Zeitschrift für Sportmedizin*, o. D., https://www.zeitschrift-sportmedizin.de/dick-trotz-sport-ein-angeblicher-paradigmenwechsel-beruht-auf-rechenfehlern/ (Zugriff: 22.8.2023).

55 A. Gibbons: »The Calorie Counter: Evolutionary Anthropologist Herman Pontzer busts myths about how humans burn calories – and why«, 2022, https://dupri.duke.edu/news-events/news/calorie-counter-evolutionary-anthropologist-herman-pontzer-busts-myths-about-how (Zugriff: 27.7.2023).

56 Y. Li et al.: »Impact of Healthy Lifestyle Factors on Life Expectancies in the US Population«, *Circulation*, 138, 2018, S. 345–355.

57 E. W. Flanagan et al.: »Calorie Restriction and Aging in Humans«, *Annual Review of Nutrition*, 40, 2020, S. 105–133.

58 B. Niemann et al.: »Apoptotic brown adipocytes enhance energy expenditure via extracellular inosine«, *Nature*, 609, 2022, S. 361–368.

59 A. Bartelt et al.: »Brown adipose tissue activity controls triglyceride clearance«, *Nature Medicine*, 17, 2011, S. 200–205.

60 W. Sun et al.: »Cold-induced epigenetic programming of the sperm enhances brown adipose tissue activity in the offspring«, *Nature Medicine*, 24, 2018, S. 1372–1383.

61 A. Scalafani und D. Springer: »Dietary obesity in adult rats: similarities to hypothalamic and human obesity syndromes«, *Physiology & Behavior*, 17, 1976, S. 461–471.

62 Vgl. zum Beispiel D. E. Larson et al. (u. a. E. Ravussin): »Spontaneous overfeeding with a ›cafeteria diet‹ in men: effects on 24-hour energy expenditure and substrate oxidation«, *International Journal of Obesity and Related Metabolic Disorders*, 19, 1995, S. 331–337.

63 D. Ylli et al.: »Endocrine Changes in Obesity«, NCBI, o. D., https://www.ncbi.nlm.nih.gov/books/NBK279053/ (Zugriff: 28.7.2023); J. P. H. Wilding: »Endocrine testing in obesity«, *European Journal of Endocrinology*, 182, 2020, C13–C15.

64 E. M. Schulte et al.: »Which foods may be addictive? The roles of processing, fat content, and glycemic load«, *PLoS One*, 10, 2015, e0117959.

65 A. Le Bras: »How sugar and cocaine affect the brain«, *LabAnimal,* 52, 2023, https://doi.org/10.1038/s41684-023-01138-9 (Zugriff: 28.7.2023).
66 S. E. Thanarajah et al.: »Habitual daily intake of a sweet and fatty snack modulates reward processing in humans«, *Cell Metabolism,* 35, 2023, S. 571–584.
67 S. Cortese et al.: »Association between ADHD and obesity: A systematic review and meta-analysis«, *American Journal of Psychiatry,* 173, 2016, 34–43.
68 E. Stice et al.: »Relation between obesity and blunted striatal response to food is moderated by TaqIA A1 allele«, *Science,* 322, 2008, S. 449–452.
69 K. L. Spalding et al.: »Dynamics of fat cell turnover in humans«, *Nature,* 453, 2008, S. 783–787.
70 M. Geserick et al.: »Acceleration of BMI in Early Childhood and Risk of Sustained Obesity«, *New England Journal of Medicine,* 2018, S. 1303–1312.
71 T. Poulain et al.: »Die LIFE Child-Studie: Eine Kohortenstudie zur Erforschung der Kindesentwicklung in sich verändernden Umweltbedingungen [The LIFE Child study: A cohort study investigating child development in changing environmental conditions]«, *Zeitschrift für Psychosomatische Medizin und Psychotherapie,* 66, 2020, S. 390–401.
72 N. N.: »Pro-Kopf-Konsum von Brotgetreide in Deutschland in den Jahren 1950/51 bis 2021/22 (in Kilogramm Mehlwert)«, Statista, 20.3.2023, https://de.statista.com/statistik/daten/studie/175411/umfrage/pro-kopf-verbrauch-von-brotgetreide-in-deutschland-seit-1935/ (Zugriff 19.7.2023).
73 A. Twarda-Clapa et al.: »Advanced Glycation End-Products (AGEs): Formation, Chemistry, Classification, Receptors, and Diseases Related to AGEs«, *Cells,* 11, 2022, https://pubmed.ncbi.nlm.nih.gov/35455991/ (Zugriff: 26.8.2023).
74 Y. Huang et al.: »Dietary sugar consumption and health: umbrella review«, *British Medical Journal,* 381, 2023, e071609.
75 R. H. Lustig: »Sugar: The Bitter Truth«, YouTube-Video, 31.7.2009, https://www.youtube.com/watch?v=dBnniua6-oM (Zugriff: 29.7.2023); ders.: *Die bittere Wahrheit über Zucker,* riva, München 2016; siehe auch ders.: *Wie unser Essen uns krank macht. Die Lügen und Tricks der Lebensmittelindustrie durchschauen, chronische Krankheiten vermeiden und gesund bleiben,* riva, München 2021.
76 B. J. DeBosch et al.: »Early-onset metabolic syndrome in mice lacking the intestinal uric acid transporter SLC2A9«, *Nature Communications,* 5, 2014, Artikel-Nr. 4642, https://www.nature.com/articles/ncomms5642 (Zugriff: 23.8.2023).
77 Lustig, *Die bittere Wahrheit über Zucker,* a. a. O., S. 15.
78 T. Hollstein: »Übermäßiger Fruktosekonsum: Evolutionärer Vorteil könnte sich umkehren«, *Deutsches Ärzteblatt,* 120, 2023, A-437/B 375.
79 N. N.: »Lebensmittel«, Deutsches Ernährungsberatungs & -informationsnetz, https://www.ernaehrung.de/lebensmittel/ (Zugriff: 12.8.2023).
80 N. N.: »Scientific Opinion on the substantiation of health claims related to intense sweeteners and contribution to the maintenance or achievement of a normal body weight (ID 1136, 1444, 4299) […]«, EFSA Panel on Dietetic Products, Nutrition and Allergies, *EFSA Journal,* 9, 2011, S. 2229.
81 M. Rios-Leyvraz und J. Montez: *Health effects of the use of non-sugar sweeteners. A systematic review and meta-analysis,* World Health Organization, Genf 2022, S. 35.
82 S. S. Schiffman et al.: »Toxicological and pharmacokinetic properties of

sucralose-6-acetate and its parent sucralose: in vitro screening assays«, *Journal of Toxicology and Environmental Health, Part B,* 26, 2023, S. 307–341.

83 M. Rios-Leyvraz und J. Montez: *Health effects of the use of non-sugar sweeteners. A systematic review and meta-analysis,* World Health Organization, Genf 2022, S. 8–41.

84 N. N.: »Alcohol-Related Disease Impact (ARDI) Application«, Centers for Disease Control and Prevention 2022, https://nccd.cdc.gov/DPH_ARDI/default/default.aspx (Zugriff: 31.7.2023).

85 M. Golzarand et al.: »Association between alcohol intake and overweight and obesity: a systematic review and dose-response meta-analysis of 127 observational studies«, *Critical Reviews in Food Science and Nutrition,* 62, 2022, S. 8078–8098.

86 C. Aranäs et al.: »Semaglutide reduces alcohol intake and relapse-like drinking in male and female rats«, *eBioMedicine,* 93, 2023, https://doi.org/10.1016/j.ebiom.2023.104642 (Zugriff 6.8.2023).

87 W. S. Harris et al.: »Blood n-3 fatty acid levels and total and cause-specific mortality from 17 prospective studies«, *Nature Communications,* 12, 2021, https://doi.org/10.1038/s41467-021-22370-2 (Zugriff: 31.7.2023).

88 M. I. McBurney et al.: »Using an erythrocyte fatty acid fingerprint to predict risk of all-cause mortality: The Framingham Offspring Cohort«, *American Journal of Clinical Nutrition,* 114, 2021, S. 1447–1454.

89 Harris et al., a. a. O.

90 S. A. Di Fusco et al.: »Lipoprotein(a): a risk factor for atherosclerosis and an emerging therapeutic target«, *Heart,* 109, 2022, S. 18–25.

91 G. Reyes-Soffer et al.: »Lipoprotein(a): A Genetically Determined, Causal, and Prevalent Risk Factor for Atherosclerotic Cardiovascular Disease: A Scientific Statement from the American Heart Association«, *Arteriosclerosis, Thrombosis, and Vascular Biology,* 42, 2022, e48–e60.

92 W. März et al.: »Angeborene Störungen im Lipoproteinstoffwechsel«, *Herz,* 42, 2017, S. 449–458.

93 G. F. Guzauskas et al.: »Population Genomic Screening for Three Common Hereditary Conditions: A Cost-Effectiveness Analysis«, *Annals of Internal Medicine,* 176, 2023, S. 585–595.

94 H. Oike et al.: »Nutrients, Clock Genes, and Chrononutrition«, *Current Nutrition Reports,* 3, 2014, S. 204–212.

95 N. N.: »Forscher entschlüsseln Netzwerk des Nucleus suprachiasmaticus«, *aerzteblatt.de,* 12.5.2016, https://www.aerzteblatt.de/nachrichten/67652/Forscher-entschluesseln-Netzwerk-des-Nucleus-suprachiasmaticus (Zugriff: 31.7.2023).

96 M. Franzago: »Chrono-Nutrition: Circadian Rhythm and Personalized Nutrition«, *International Journal of Molecular Sciences,* 24, 2023, S. 2571.

97 J. Aschoff und H. Pohl: »Phase relations between a circadian rhythm and its zeitgeber within the range of entrainment«, *Naturwissenschaften,* 65, 1978, S. 80–84.

98 D. Bhar und B. Bagepally: »Association between chronotype and cardio-vascular disease risk factors: A systematic review and meta-analysis«, *Clinical Epidemiology and Global Health,* 16, 2022, https://www.sciencedirect.com/science/article/pii/S2213398422001506 (Zugriff: 31.7.2023).

99 C. Schmidt et al.: »Homeostatic Sleep Pressure and Responses to Sustained Attention in the Suprachiasmatic Area«, *Science*, 324, 2009, S. 516–519.

100 T. Arora und S. Taheri: »Associations among late chronotype, body mass index and dietary behaviors in young adolescents«, *International Journal of Obesity*, 39, 2015, S. 39–44.

101 S. Rahati: »Association between CLOCK 3111 T/C polymorphism with ghrelin, GLP-1, food timing, sleep and chronotype in overweight and obese Iranian adults«, *BMC Endocrine Disorders*, 22, 2022, S. 147.

102 C. Miro et al.: »›Time‹ for obesity-related cancer: The role of the circadian rhythm in cancer pathogenesis and treatment«,*Seminars in Cancer Biology*, 91, 2023, S. 99–109.

103 H. Oike et al.: »Clock Genes, and Chrononutrition«, *Current Nutrition Reports*, 3, 2014, S. 204–212.

104 F. H. Mazri et al.: »Improvement in chrono-nutrition is associated with robust weight loss outcomes: An extension of the feasibility study«, *Chronobiology International*, 40, 2023, S. 272–283.

105 K. R. Hwang et al.: »Social jetlag and body mass index among shift-working nurses in Korea: A cross-sectional study«, *International Journal of Nursing Knowledge*, 2023, https://pubmed.ncbi.nlm.nih.gov/36625567/ (Zugriff: 31.7.2023).

106 K. Cho: »Chronic ›jet lag‹ produces temporal lobe atrophy and spatial cognitive deficits«, *Nature Neuroscience*, 4, 2001, S. 567–568.

107 M. J. Parsons et al.: »Social jetlag, obesity and metabolic disorder: investigation in a cohort study«, *International Journal of Obesity*, 39, 2015, S. 842–848.

108 S. Gill und S. Panda: »A Smartphone App Reveals Erratic Diurnal Eating Patterns in Humans that Can Be Modulated for Health Benefits«, *Cell Metabolism*, 22, 2015, S. 789–798. Die App (in englischer Sprache) lässt sich im App-Store unter myCircadianClock herunterladen.

109 W. Banting: *Letter on Corpulence, Addressed to the Public*, Mohun & Ebbs, New York 1865.

110 S. B. Seidelmann et al.: »Dietary carbohydrate intake and mortality: a prospective cohort study and meta-analysis«, *Lancet Public Health*, 3, 2018, e419–e428.

111 Ebenda.

112 Ebenda.

113 J. Lederberg und A. T. McCray: »'Ome Sweet 'Omics – A Genealogical Treasury of Words«, *Scientist*, 15, 2001, S. 8.

114 P. J. Turnbaugh et al.: »An obesity-associated gut microbiome with increased capacity for energy harvest«, *Nature*, 444, 2006, S. 1027–1031.

115 J. Vily-Petit et al.: »Intestinal gluconeogenesis shapes gut microbiota, fecal and urine metabolome in mice with gastric bypass surgery«, *Scientific Reports*, 12, 2022, Artikel-Nr. 1415, https://doi.org/10.1038/s41598-022-04902-y (Zugriff: 23.8.2023).

116 A. Parker: »Fecal microbiota transfer between young and aged mice reverses hallmarks of the aging gut, eye, and brain«, *Microbiome*, 10, 2022, S. 68.

117 H. H. Choi und Y. S. Cho: »Fecal Microbiota Transplantation: Current Applications, Effectiveness, and Future Perspectives«, *Clinical Endoscopy*, 49,

2016, S. 257–265; P. F. de Groot et al.: »Fecal microbiota transplantation in metabolic syndrome: History, present and future«, *Gut Microbes*, 8, 2017, S. 253–267.

118 B. S. Sivamaruthi et al.: »A Review on Role of Microbiome in Obesity and Antiobesity Properties of Probiotic Supplements«, *BioMed Research International*, 2019, https://pubmed.ncbi.nlm.nih.gov/31211135/ (Zugriff: 23.8.2023).

119 A. F. J. Geraets et al.: »Cross-national time trends in adolescent body weight perception and the explanatory role of overweight/obesity prevalence«, *Child and Adolescent Obesity*, 6, 2023, https://www.tandfonline.com/doi/full/10.1080/2574254X.2023.2218148 (Zugriff: 1.8.2023).

120 J. E. Flood-Obbagy und B. J. Rolls: »The effect of fruit in different forms on energy intake and satiety at a meal«, *Appetite*, 52, 2009, S. 416–222.

121 E. Bitok et al.: »Effects of Long-Term Walnut Supplementation on Body Weight in Free-Living Elderly: Results of a Randomized Controlled Trial«, *Nutrients*, 10, 2018, S. 1317.

122 D. K. Layman: »The Role of Leucine in Weight Loss Diets and Glukose Homeostasis«, *The Journal of Nutrition*, 133, 2023, 261S–267S.

123 N. N.: »Japan. Statistisches Länderprofil«, Destatis, 2023, https://www.destatis.de/DE/Themen/Laender-Regionen/Internationales/Laenderprofile/japan.pdf?__blob=publicationFile (Zugriff 14.8.2023).

124 T. Remer et al.: »Protein intake and risk of urolithiasis and kidney diseases: an umbrella review of systematic reviews for the evidence-based guideline of the German Nutrition Society«, *European Journal of Nutrition*, 62, 2023, S. 1957–1975.

125 A. Currie und F. Cappuccino: »Sleep in children and adolescents: a worrying scenario: can we understand the sleep deprivation-obesity epidemic?«, *Nutrition Metabolism and Cardiovascular Diseases*, 17, 2007, S. 230 ff.

126 H. K. Al Khatib et al.: »The effects of partial sleep deprivation on energy balance: a systematic review and meta-analysis«, *European Journal of Clinical Nutrition*, 71, 2017, S. 614–624.

127 H. Xue et al.: »Relationship between sleep deprivation and the incidence of overweight or obesity in Chinese adults: A systematic review and meta-analysis of prospective studies«, *Journal of Innovations in Medical Research*, 2, 2023, S. 19–33.

128 A. Schadwinkel: »Superfoods sind gar nicht so super«, 25.6.2021, https://detektor.fm/wissen/spektrum-podcast-superfoods (Zugriff 28.6.2023).

129 J. Tian: »Green tea catechins EGCG and ECG enhance the fitness and lifespan of *Caenorhabditis elegans* by complex I inhibition«, *Aging*, 13, 2021, S. 22 629–22 648.

130 P. Imming et al.: »Tee gegen den Lärm der Welt«, *Pharmazeutische Zeitung*, 17, 2008, https://www.pharmazeutische-zeitung.de/ausgabe-172008/tee-gegen-den-laerm-der-welt/ (Zugriff: 1.8.2023).

131 M. Monobe: »Health functions of compounds extracted in cold-water brewed green tea from *Camellia Sinensis* L.«, *Japan Agricultural Research Quarterly*, 52, 2018, S. 1–6.

132 C. Hohmann-Jeddi: »Neues Adipositas-Medikament: Triple-Agonist reduziert Körpergewicht um 24 Prozent«, *Pharmazeutische Zeitung*, 29.6.2023, https://www.pharmazeutische-zeitung.de/triple-agonist-reduziert-koerpergewicht-um-24-prozent-140927/ (Zugriff: 2.8.2023).

133 G. Liu et al.: »Thyroid hormones and changes in body weight and metabolic parameters in response to weight loss diets: the POUNDS LOST trial«, *International Journal of Obesity (London)*, 41, 2017, S. 878–886.
134 S.K. Shin: »Orexin A-induced inhibition of leptin expression and secretion in adipocytes reducing plasma leptin levels and hypothalamic leptin resistance«, *Pflügers Archiv*, 471, 2019, S. 11 f.
135 F. Wang et al.: »The effects of dehydroepiandrosterone (DHEA) supplementation on body composition and blood pressure: A meta-analysis of randomized clinical trials«, *Steroids*, 163, 2020, https://pubmed.ncbi.nlm.nih.gov/32745490/ (Zugriff: 26.8.2023).
136 J. Ha et al.: »Relationship Between Adipokines, Cognition, and Brain Structures in Old Age Depending on Obesity«, *The Journals of Gerontology. Series A, Biological Sciences and Medical Sciences*, 78, 2023, S. 120–128.
137 H. Pan et al.: »Association between serum leptin levels and breast cancer risk: An updated systematic review and meta-analysis«, *Medicine (Baltimore)*, 97, 2018, e11345.
138 P.M. Ridker et al.: »Inflammation and cholesterol as predictors of cardiovascular events among patients receiving statin therapy: a collaborative analysis of three randomised trials«, *The Lancet*, 2023 401, 2023, S. 1293–1301.
139 G. Matarese: »The link between obesity and autoimmunity«, *Science*, 379, 2023, S. 1298–1300.
140 M.K. Leow: »Biologically inactive leptin and early-onset extreme obesity«, *New England Journal of Medicine*, 372, 2015, S. 1266.
141 L.C. Freitas et al.: »Adipokines, diabetes and atherosclerosis: an inflammatory association«, *Frontiers in Physiology*, 6, S. 2015, 304; J. Spranger et al.: »Adiponectin and protection against type 2 diabetes mellitus«, *The Lancet*, 361, 2003, S. 226 ff.
142 Y. Alwarawrah et al.: »Changes in Nutritional Status Impact Immune Cell Metabolism and Function«, *Frontiers in Immunology*, 9, 2018, S. 1055.
143 J.A. Levine et al.: »Non-exercise activity thermogenesis: the crouching tiger hidden dragon of societal weight gain«, *Arteriosclerosis, Thrombosis, and Vascular Biology*, 26, 2006, S. 729–736.
144 L. Tappy: »Metabolic consequences of overfeeding in humans«, *Current Opinion in Clinical Nutrition & Metabolic Care*, 7, 2004, S. 623–628; N.G. Norgan und J.V. Durnin: »The effect of 6 weeks of overfeeding on the body weight, body composition, and energy metabolism of young men«, *American Journal of Clinical Nutrition*, 33, 1980, S. 978–988.
145 D.R. Moellering und D.L. Smith jr.: »Ambient Temperature and Obesity«, Current Obesity Reports, 1, 2012, S. 26–34.
146 A.J. Sellers et al.: »Poster Abstract OP27-160«, Annual Meeting of the European Association for the Study of Diabetes (EASD), 19. bis 23.9.2022, https://www.easd.org/annual-meeting/easd-2022.html (Zugriff: 2.8.2023).
147 B. Cannon und J. Nedergaard: »Brown adipose tissue: function and physiological significance«, *Physiological Reviews*, 84, 2004, S. 277–359.
148 N. Rothwell und M. Stock: »Luxuskonsumption, diet-induced thermogenesis and brown fat: the case in favour«, *Clinical Science*, 64, 1983, S. 19–23.

149 D. Espeland et al.: »Health effects of voluntary exposure to cold water – a continuing subject of debate«, *International Journal of Circumpolar Health,* 82, 2022, https://www.ncbi.nlm.nih.gov/pmc/articles/PMC9518606/ (Zugriff: 25.8.2023).
150 Sun et al., a. a. O.
151 S. Wharton et al.: »Daily Oral GLP-1 Receptor Agonist Orforglipron for Adults with Obesity«, *New England Journal of Medicine,* 23.6.2023, https://pubmed.ncbi.nlm.nih.gov/37351564/ (Zugriff: 25.8.2023).
152 H. Nasri et al.: »Metformin: Current knowledge«, *Journal of Research in Medical Sciences,* 19, 2014, S. 658–664.
153 C. Seifarth et al.: »Effectiveness of metformin on weight loss in non-diabetic individuals with obesity«, *Experimental and Clinical Endocrinology & Diabetes,* 121, 2013, S. 27–31.
154 D. Quast et al.: »Inkretin-basierte Glukose-senkende Therapie versus Basalinsulin: Eine Meta-Analyse klinischer Studien unter Berücksichtigung kürzlich entwickelter GLP-1 Rezeptoragonisten und dem GIP/GLP-1 Rezeptor Co-Agonisten Tirzepatide«, *Diabetologie und Stoffwechsel,* 18, 2023, S. 5 f.
155 D. Weghuber et al. »Once-Weekly Semaglutide in Adolescents with Obesity«, *The New England Journal of Medicine,* 387, 2022, S. 2245–2257.
156 C. Aranäs et al.: »Semaglutide reduces alcohol intake and relapse-like drinking in male and female rats«, *The Lancet,* 93, 2023, https://doi.org/10.1016/j.ebiom.2023.104642 (Zugriff: 25.8.2023).
157 S. Zhang: »Did Scientists Accidentally Invent an Anti-addiction Drug?«, *The Atlantic,* 19.5.2023, https://www.theatlantic.com/health/archive/2023/05/ozempic-addictive-behavior-drinking-smoking/674098/ (Zugriff: 3.8.2023).
158 R. Fisher: »American Diabetes Association Highlights Novel Agent Retatrutide which Results in Substantial Weight Reduction in People with Obesity or Type 2 Diabetes During Late Breaking Symposium«, American Diabetes Association, San Diego, 26.6.2023, https://diabetes.org/newsroom/press-releases/2023/american-diabetes-association-highlights-novel-agent-retatrutide-results-substantial-weight-reduction-people-with-obesity-type-2-diabetes-during-late-breaking-symposium (Zugriff 7.8.2023).
159 T. D. Müller und M. H. Tschöp: »Gut-hormone triple agonists: clinical safety and metabolic benefits«, *The Lancet,* 400, 2022, S. 1826–1828.
160 A. Synnott: »Those Weight Loss Drugs May Do a Number on Your Face«, *The New York Times,* 24.1.2023, https://www.nytimes.com/2023/01/24/style/ozempic-weight-loss-drugs-aging.html (Zugriff: 25.8.2023).
161 C. Kapitza et al.: »Semaglutide, a once-weekly human GLP-1 analog, does not reduce the bioavailability of the combined oral contraceptive, ethinylestradiol/levonorgestrel«, *Journal of Clinical Pharmacology,* 55, 2015, S. 497–504.
162 J. P. H. Wilding et al.: »Once-Weekly Semaglutide in Adults with Overweight or Obesity«, *New England Journal of Medicine,* 384, 2021, S. 989–1002.
163 J. Rosenstock et al.: »Efficacy and safety of a novel dual GIP and GLP-1 receptor agonist tirzepatide in patients with type 2 diabetes (SURPASS-1): a double-blind, randomised, phase 3 trial«, *The Lancet,* 398, 2021, S. 143–155.

LITERATUR

Amen, Daniel G.: *Gesundes Gehirn – gesunde Psyche: Warum Angststörungen, Depressionen, ADHS und andere psychische Krankheiten körperliche Ursachen haben und wie man sie heilen und vermeiden kann,* München, Riva: 2021.

Attia, Peter, mit Bill Gifford: *Outlive: The Science and Art of Longevity,* New York, NY, Harmony: 2023.

Bartelt, Alexander: *Der Fettversteher. Wie wir unser gutes Fett aktivieren, um unser schlechtes zu verlieren,* Berlin, Ullstein: 2020.

Bluming, Avrum/Tavris, Carol: Östrogen!: Warum eine Hormonersatztherapie in den Wechseljahren die Gesundheit von Frauen verbessert und ihr Leben verlängert – *ohne das Brustkrebsrisiko zu erhöhen,* Kirchzarten, VAK: 2019.

Böhm, Thomas: *Die manipulierte Evolution: Wie unsere Gesellschaft den genetischen Code verändert,* Wien, Braumüller: 2013.

Costa, Barbara: *Kaltwasserbaden für Anfänger. Glücksgefühle aus der Kälte,* Eigenverlag: 2022.

Enders, Giulia: *Darm mit Charme. Alles über ein unterschätztes Organ,* Berlin 2014.

Fantuzzi, Giamila/Braunschweig, Carol (Hgg.): *Adipose Tissue and Adipokines in Health and Disease,* Totowa, NJ, Springer: [2]2014.

Grillparzer, Marion: *GLYX-Kompass. Über 900 Lebensmittel mit Nährwertangaben,* München, GU: 2015.

Gundry, Steven R.: *Das Paradox des langen Lebens. Mit der richtigen Ernährung bis ins hohe Alter jung und gesund bleiben,* Weinheim, Beltz: 2019.

Heikenwälder, Hanna/Heikenwälder, Mathias: *Krebs – Lifestyle und Umweltfaktoren als Risiko,* Berlin, Springer: 2019.

Hernandez, Myriam: *Deutschlands Adipositas-Baustellen,* Norderstedt, BoD: 2023.

Horstmann, Rüdiger: *Raus aus der Adipositas. Warum Diäten dick machen und die Operation ein guter Weg ist,* Berlin, Springer: 2023.

Johnson, Richard J.: *Hüftgold und Winterspeck – vom Evolutionsvorteil zur Fettfalle. Wie wir unsere Gene überlisten, um schlank zu werden und es auch zu bleiben,* Kirchzarten, VAK: 2023.

Kahneman, Daniel: *Schnelles Denken, langsames Denken,* München, Penguin: 2016.

Kleine-Gunk, Bernd/Wolf, Alfred (Hgg.): *Präventionsmedizin und Anti-Aging-Medizin,* Berlin, Springer: 2022.

Laube, Wolfgang: *Bewegungsmangel. Dekonditionierung, Krankheit, Schmerzen, Altern,* Berlin, Springer: 2023.

Lustig, Robert H.: *Wie unser Essen uns krank macht. Die Lügen und Tricks der Lebensmittelindustrie durchschauen, chronische Krankheiten vermeiden und gesund bleiben*, München, riva: 2021.

Ders.: *Brainwashed. Wie die Lebensmittelindustrie unser Glücksempfinden verändert, mit Werbung unsere Bedürfnisse manipuliert – und wie wir uns dagegen wehren können*, München, riva: 2018.

Ders.: *Die bittere Wahrheit über Zucker. Wie Übergewicht, Diabetes und andere chronische Krankheiten entstehen und wie wir sie besiegen können*, München, riva: 2016.

Mangiameli, Franca/Worm, Nicolai: *Außen schlank – innen fett. Warum verstecktes Bauchfett auch für schlanke Menschen gefährlich ist*, Stuttgart, Trias: 2020.

Nawroth, Peter P./Ziegler, Reinhard: *Klinische Endokrinologie und Stoffwechsel*, Berlin, Springer: 2001.

Nussbaumer, Helmut: *Ernährungsempfehlungen bei Typ-2-Diabetes: Für Diabetesberatung und Schulung*, Berlin, Springer 2018.

Ordemann, Jürgen/Elbelt, Ulf (Hgg.): *Adipositas- und metabolische Chirurgie*, Berlin, Springer: 2017.

Orfanos-Boeckel, Helena: *Nährstoff-Therapie. Orthomolekulare Medizin & Bioidentische Hormone: Mangel ausgleichen, Beschwerden lindern, Alterungsprozesse aufhalten*, Stuttgart, Trias: 2022.

Osterhaus, Thiemo: *Der Blutwerte-Code. Was dir Eisen, Omega-3, Vitamin D und Co. über deine Gesundheit verraten und wie du sie optimierst*, München, riva: 2023.

Pape, Detlef/Schwarz, Rudolf, et al.: *Schlank im Schlaf – das Basisbuch. Die revolutionäre Formel: So nutzen Sie Ihre Bio-Uhr zum Abnehmen*, München, GU: 2014.

Pichl, Veronika: *Zuckerfrei genießen mit Erythrit und Xylit: Die besten Low-Carb-Süßigkeiten und -Desserts mit den beliebten Zuckeralternativen*, München, riva: 2020.

Plomin, Robert: *Blueprint. How DNA Makes Us Who We Are*, London, Penguin: 2018.

Pontzer, Herman: *Burn. The Misunderstood Science of Metabolism*, London, Penguin: 2021.

Preuss, Hanna/Schnicker, Katja/Legenbauer, Tanja: *ImpulsE zur Verbesserung der Impuls- und Emotionsregulation: Ein kognitiv-behavioraler Therapieansatz für Patienten mit Adipositas und pathologischem Essverhalten*, Göttingen, Hogrefe: 2018.

Rabast, Udo: *Gesunde Ernährung, gesunder Lebensstil. Was schadet uns, was tut uns gut?*, Berlin, Springer: 2023.

Ruge, Nina/Duscher, Dominik: *Verjüngung ist möglich. Wissenschaftlich erforscht – was wirklich hilft*, München, GU: 2021.

Sammet, Isa/Dammann, Gerhard, et al. (Hgg.): *Adipositas. Interdisziplinäre Behandlung und psychosomatische Perspektive*, Stuttgart, Kohlhammer: 2016.

Schäfer, Adrienne/Schaffner, Dorothea, et al.: *Aufrechterhaltung eines gesunden Lebensstils. Psychologische Interventionen zur Prävention chronischer Krankheiten und die Rolle des Gesundheitsökosystems*, Berlin, Springer: 2023.

Schindler, Jasmin Hundt, Patrick: *Alltäglich beweglich. Mehr Bewegung für die Generation »Keine Zeit«*, Leipzig, Eigenverlag: 2015.

Smollich, Martin: *Das große Praxisbuch Ernährungsmedizin. Fundierte Ernährungsberatung, die besten Therapien, genussvolle Rezepte*, München, GU: 2022.

Søberg, Susanna: *Winterschwimmen. Wieso uns kaltes Wasser gesünder und glücklicher macht*, München, Piper: 2022.

Tiemann, Michael/Mohokum, Melvin (Hgg.): *Prävention und Gesundheitsförderung*, Berlin, Springer: 2021.

Wabitsch, Martin, et al.: *Adipositas bei Kindern und Jugendlichen. Grundlagen und Klinik*, Berlin, Springer: [2]2022.

Wimmer, Johannes: *Meine Hormone – Bin ich ferngesteuert? Den mächtigen Botenstoffen auf der Spur*, München, GU: 2018.

Yudkin, John: *Pur, weiß, tödlich. Warum der Zucker uns umbringt – und wie wir das verhindern können*, München, systemed: 2018.

REGISTER

Impressum

GRÄFE UND UNZER EDITION

Gräfe und Unzer ist eine eingetragene Marke der GRÄFE UND UNZER VERLAG GmbH, www.gu.de

ISBN 978-3-8338-9262-2

1. Auflage 2024

Projektleitung: Franziska Mohrfeldt
Lektorat: Ralf Lay
Bildredaktion: Simone Hoffman
Cover: ki 36 Editorial Design, München, Bettina Stickel
Umschlaggestaltung: ki 36 Editorial Design, München, Petra Schmidt
Layout: Björn Fremgen, KONTRASTE, Modifizierung des Layouts durch Alexander Gröber, Uhl + Massopust, Aalen
Herstellung: Petra Roth
Satz: Uhl + Massopust, Aalen
Reproduktion: LUDWIG:media, Zell am See
Druck und Bindung: Livonia Print, SIA

Umwelthinweis

Nachhaltigkeit ist uns sehr wichtig. Der Rohstoff Papier ist in der Buchproduktion hierfür von entscheidender Bedeutung. Daher ist dieses Buch auf PEFC-zertifiziertem Papier gedruckt. PEFC garantiert, dass ökologische, soziale und ökonomische Aspekte in der Verarbeitungskette unabhängig überwacht werden und lückenlos nachvollziehbar sind.

Bildnachweis

Cover: Stocksy
Diagramme und Illustration: Dr. med. Jörg Puchta und Svenja Puchta
Autorenfoto: Michael Tinnefeld;
S. 11, passim: Adobe Stock

GRÄFE UND UNZER

Ein Unternehmen der GANSKE VERLAGSGRUPPE